感　谢

中国人民解放军第59中心医院
云南医疗信息网
北京玛诺生物制药有限公司

对本书出版的支持

医疗事故

防范原则

与实例解析

主 编 徐和平 谢 飞

云南大学出版社

《医疗事故防范原则与实例解析》编委会

主　编：徐和平　谢　飞

副主编：杨碧亮　杨万泽　何南飞

　　　　刘　刚　张长安

策　划：谢　飞

委　员：彭旭光　江金生　曹映华

　　　　徐　宁　达天武　芮　浚

　　　　杨明辉　白文照　杨双赋

　　　　刘　茹　杨连升　孙跃民

　　　　和　军　景正朝　税昌中

　　　　丁跃民　苏红春　李　强

　　　　杨礼聪　舒占坤　叶亚怀

序　言

　　胡锦涛总书记在党的"十七大"报告中提出"人人享有基本医疗卫生服务"是全面建设小康社会对卫生事业的新要求。在保障人人享有基本医疗卫生服务的前提下，提高医疗质量，保证医疗安全，促进医学发展，是构建和谐医患关系，维护社会安定，不断推进医疗卫生事业发展的根本要求。

　　随着现代科学技术广泛应用于医学领域，人民群众自我保护意识和健康需求的不断增强，广大患者对医院管理、医疗质量提出了更高的要求。加强医院内部管理，提高医务工作者医疗技术、服务意识和法制观念，是有效防范医疗事故，保证医疗质量的关键。本书作者收录整理了自《医疗事故处理条例》实施以来的140起医疗事故实例，阐述深刻，分析透彻，举例翔实，力求通过医学法学评析，以故事形式讲述卫生管理法律、法规、规章和医疗原则，强调事前预防，具有典型性、代表性和完整性，对如何防范医疗事故详尽而得力，能够使读者从中吸取教训，进一步规范医院管理和医疗行为。

　　古人云："前车覆，后车诫。"永远不要重复别人犯过的错误。希望医护人员及医疗机构以此为鉴，预防和避免医疗事故发生。本书适用于医院管理者和广大医务人员，也适用于法律工作者和就诊患者，值得一读。

徐耀

前　言

2002 年 9 月 1 日国务院颁布的《医疗事故处理条例》正式实施，该《条例》成为当前我国处理医疗事故方面的基本法律依据。医疗事故涉及与医疗服务行为有关的部门和学科，从本书收集整理的 140 起医疗事故技术鉴定实例中可以看出，医疗事故的发生主要集中在外科及妇产科这些高风险手术科室。

本书的作者是有丰富临床工作经验的专家和长期从事医政管理的工作者，具有较好理论功底和实际工作经验。通过实例的叙述，着重分析了发生医疗事故的原因，对医务工作者，尤其是基层和低年资医护人员有较强的学习和指导意义。

本书有三个章节的内容，分别对医疗事故的基本概念、医疗事故具体实例以及临床工作中主要涉及的法律、法规和规章制度等内容做了详尽的阐述。在第二章节中对列举的每一个实例进行深入浅出的分析说明，力求叙述清晰、务实、生动，有借鉴和启发作用，以便今后更好地指导临床工作。本书在编著过程中注重突出理论与实践相结合，不拘泥于对高深医疗理论的阐述，而是注重医疗事故发生的实际情况以及防范方法。相信本书会对医护人员有很好的警示作用，希望广大医务人员及医疗机构以此为鉴，预防和避免医疗事故的发生。书中实例略去了单位名称及当事人姓名，以免引起纠纷。

由于笔者水平所限，错误疏漏和不准确之处在所难免，敬请读者朋友批评指正，以利提高。

编著者
2007 年 10 月 28 日

前　言

目　录

第一章　总　论 ……………………………………………………… (1)

第一节　医疗事故主体 ………………………………………… (1)

一、医疗事故主体的合法性 ………………………………… (1)

二、医疗事故主体的分类 …………………………………… (1)

第二节　医疗过失行为 ………………………………………… (2)

一、违反医疗卫生管理法律、法规、规章、规范、常规 …… (2)

二、违反医疗注意义务和注意标准 ………………………… (3)

三、未尽告知义务 …………………………………………… (4)

第三节　因果关系与医疗损害结果 …………………………… (4)

第二章　医疗事故实例 …………………………………………… (6)

第一节　临床部门 ……………………………………………… (6)

一、内科系统 ………………………………………………… (6)

二、外科系统 ………………………………………………… (25)

三、妇产系统 ………………………………………………… (66)

四、儿科系统 ………………………………………………… (97)

五、急诊系统 ………………………………………………… (100)

六、五官系统 ………………………………………………… (105)

七、护理系统 ………………………………………………… (109)

八、中医系统 ………………………………………………… (111)

九、与药物使用相关实例 …………………………………… (112)

第二节　医技部门 ……………………………………………… (117)

一、B超室 …………………………………………………… (117)

二、化验室 …………………………………………………… (118)

三、放射科 …………………………………………………… (118)

四、内镜室 …………………………………………………… (119)

五、病理科 …………………………………………………… (120)

第三节　后勤部门 ……………………………………………… (121)

第四节　疾控部门 ……………………………………………… (121)

第五节　120急救 ……………………………………………… (123)

第三章　卫生管理法律法规和规章制度 ……………………………（124）

　医院工作制度（节录） ……………………………………………（124）

　中华人民共和国执业医师法（节录） ……………………………（137）

　医疗机构管理条例（节录） ………………………………………（140）

　处方管理办法（试行） ……………………………………………（143）

　病历书写基本规范（试行） ………………………………………（145）

　医疗事故处理条例 …………………………………………………（152）

附录一：相关法律法规目录 …………………………………………（162）

附录二：卫生部相关批复 ……………………………………………（163）

第一章 总 论

《医疗事故处理条例》（以下简称《条例》）所称医疗事故，是指医疗机构及其医务人员在医疗活动中，违反医疗卫生管理法律、行政法规、部门规章和诊疗护理规范、常规，过失造成患者人身损害的事故。医疗事故成立的四个构成要件：（1）医疗事故主体合法；（2）存在医疗过失行为；（3）医疗过失行为与患者的人身损害结果之间存在因果关系；（4）医疗损害客观存在。

第一节 医疗事故主体

医疗事故主体是指在医疗活动中实施医疗过失行为，导致损害结果发生，承担法律责任的医疗机构和医务人员。《条例》中将医疗事故主体进行了重新界定，首次确定医疗机构为医疗事故的主体。医疗机构确定为医疗事故主体，能够使法律责任落到实处，使赔偿能够迅速实现，有利于尽量减少医疗损害的后果，对医患双方都有利。

一、医疗事故主体的合法性

医疗机构必须取得《医疗机构执业许可证》才能依法执业，医务人员必须取得《医师资格证书》和《执业医师证书》才能上岗执业。根据《执业医师法》和《医师执业注册暂行办法》的规定，医师取得《医师资格证书》和《执业医师证书》后，方可按照注册的地点、执业地点、执业类别、执业范围从事相应的预防、医疗和保健活动。医务人员在医疗机构从事医疗活动或接受医院领导指派到异地出诊等，是构成医疗事故主体的前提条件，若医务人员非履行职务活动导致的人身损害，医务人员不构成医疗事故的主体，医疗机构不承担民事赔偿责任，但医务人员构成非法行医罪。如果医师变更执业地点、执业范围和执业类别，应当到注册主管部门办理变更注册手续，否则，属于非法行医。

在《关于医师执业注册中执业范围的暂行规定》中不属于超范围执业的情况：（1）对病人实施紧急医疗救护的；（2）临床医师依据《住院医师规范化培训规定》和《全科医师规范化培训试行办法》等进行临床转科的；（3）依据国家有关规定，经医疗、预防、保健医疗机构批准的卫生支农、会诊、进修、学术交流、承担政府交办的任务和卫生行政部门批准的义诊。

二、医疗事故主体的分类

医疗事故主体分为医疗机构和医务人员。《医疗机构管理条例实施细则》规定，医疗机构分为以下几种：（1）综合医院、中医医院、中西医结合医院、民族医院、专科医院、康复医院；（2）妇幼保健院；（3）中心卫生院、乡（镇）卫生院、街道卫生院；（4）疗养院；（5）综合门诊部、专科门诊部、中医门诊部、中西医结合门诊部、民族医门诊部；（6）诊所、中医诊所、民族医诊所、卫生所、医务室、卫生保健所、卫生站；（7）村卫生所（室）；（8）急救中心、急救站；（9）临床检验中心；（10）专科疾病防治院、专科疾病防治所、专科疾病防治站；（11）护理院、护理站；（12）其他诊疗机构。如果医疗机构的开设者是施行诊疗行为的医师本人，其主体即是医师本人。而医疗机构开设者不是施行诊疗行为的，主体应指为医疗机构，因为医院的医生是受医院的聘用并在医院规章制度的支配和监督下施行诊疗行为。

医务人员指在医疗机构从事医学临床诊疗科目的执业医师或执业助理医师、护理人员，水电工及其他后勤人员，在违反工作制度，使医疗活动受到影响，造成患者人身损害的，应该承担责任。医务人员成为医疗事故的主体必须是在履行职务活动期间，非履行职务活动发生的事故，医务人员不构成医疗事故的主体，医疗机构不承担民事赔偿责任。

第二节　医疗过失行为

医疗过失行为是指医疗机构及其医务人员在医疗活动中，过失实施了违反现行卫生管理法律法规、规章和医疗规范、常规的行为。医疗事故概念中规定医疗事故是医疗机构医务人员的过失行为，过失分为疏忽大意和过于自信的过失。

疏忽大意是指应当预见自己的行为可能会发生危害的结果，因为疏忽大意而没有预见；过于自信是指已经预见而轻信能够避免，以致发生这种结果。判定医疗过失行为有三条基本原则：一是违反医疗卫生管理法律、法规、规章、诊疗护理规范、常规等；二是违反医疗注意义务和注意标准；三是未尽告知义务。[①]

一、违反医疗卫生管理法律、法规、规章、规范、常规

《条例》第五条明文规定："医疗机构及其医务人员在医疗活动中，必须严格遵守医疗卫生管理法律、行政法规、部门规章和诊疗护理规范、常规，恪守医疗服务职业道德。"例如，拒绝抢救危重患者造成患者发生损害结果的，则应依据《中华人民共和国执业医师法》第二十四条"对急危患者，医师应当采取紧急措施进行诊治，不得拒绝急救处置"之规定，认定医疗机构及其医务人员存在过失。诊疗护理规范、常规分为广义和狭义两种。广义的诊疗护理规范、常规是指卫生行政部门以及全国性行业协（学）会制定的各种标准、规程、规范、制度的总称，如临床输血技术规范、医院感染管理规范、医院感染诊断标准、医院消毒卫生标准、医院消毒供应室验收标准、医疗机

---

① 邓利强：《国内外医疗纠纷现状》，载郑雪倩主编《医疗纠纷防范与对策》，汕头大学出版社 2002 年版，第 17～18 页。

构诊断和治疗仪器应用规范等。狭义的诊疗护理规范、常规是指医疗机构制定的本机构医务人员进行医疗、护理、检验、医技诊断治疗及医用物品供应等各项工作应遵循的工作方法、步骤。狭义的诊疗护理规范和常规包括从临床的一般性问题到专科性疾病，从病因诊断到护理治疗，从常用的诊疗技术到高新诊疗技术等内容。从医疗实践看，最常用、最直接的是相关部门制定的对医疗机构、医疗行为管理的规章、诊疗护理规范、常规，它们是指导具体操作的，凡是违反了，必定要出事故。

二、违反医疗注意义务和注意标准

在医疗事故鉴定过程中，医疗机构及其医务人员是否存在医疗过失是认定医疗事故的核心问题，而医疗过失行为的本质是对医生法定注意义务的违反，注意义务包括一般注意义务和特殊注意义务。[①] 一般注意义务是指医务人员在医疗服务过程中对病人的生命与健康利益的高度责任心，对病人的人格尊重，对医疗服务工作的敬业、忠诚和技能的追求上的精益求精。特殊注意义务是指在具体的医疗服务过程中医务人员对于病人具有的危险性加以注意的具体要求。即对病人的疾病和疾病的治疗所引起生命健康上的危险性除具有提供医疗服务的义务，还必须具有预见和防止的义务，也即危险注意的义务。例如，服用乙胺丁醇的主要毒性反应是视力下降、视野缩小，红绿色弱，个别会发生失明。医务人员必须告知患者药物毒性反应的症状以及在使用药物期间进行随访、复查肝功能和视力的时间表，以便对药物及时调整。若医务人员违反了使用该药物时的注意义务，导致患者医疗损害结果发生，则应该承担责任。对于医务人员来说，有义务具备同一地区相同条件下的医学知识和技能，为患者提供合理的技术和最佳判断，若未能尽到上述义务就是过失。对于医疗机构来说，应承担雇用合格的医务人员并提供培训和设备的义务。

医师和护士应该具备和掌握医学教科书上所确定的诊疗规范、常规，在提供医疗服务时，其学识、注意程度、技术以及态度均应符合具有一般医疗专业水准的医师在同一情况下所应遵循的标准。医务人员在医疗活动中应该尽其合理的注意义务，若违反了应当遵循的基本的注意义务和普遍实施的医疗技术基本标准，必然被认为存在过失。判断医务人员的医疗行为是否符合医疗标准和尽到了注意义务时，还应注意五个因素：（1）病情的紧急性因素：由于患者病情危重，医务人员在紧急状态下能够达到的注意程度与一般情形下的注意程度具有本质区别。（2）医院级别和专科因素：医院条件和专科医生能力与诊断、治疗密切相关，不同级别的医院和专科医生与非专科医生之间差异决定了医疗水准不同。（3）当时的技术水平：不能将在过去医疗技术或条件有局限的前提下发生的事实，用新的技术和理论标准进行判断。（4）地域因素：指不同地区，由于经济、文化发展状况存在相当的差距，医疗机构的硬件设施以及医务人员的技术知识水平、医疗经验等也存在相当的差异。医务人员应该具有相同或相近地区同一级医务人员处理相同疾病时应当具有的技能、知识和注意义务。（5）医学技术的有限性：临床上

---

① 朱广友：《医疗纠纷鉴定：判定医疗过失的基本原则》，载《中国司法鉴定》2004 年第 1 期，第 42 页。

确实难以预见的并发症可以免责；对可以预见的并发症却未能预见，或虽已预见却未采取相应防范措施的，就不能免责。从司法实践来看，有没有尽到本应该尽到的注意义务是法庭判定医疗机构或医务人员是否承担过错责任的主要理由。例如，某医院内科医师使用庆大霉素导致老年患者发生肾功能衰竭，未尽到氨基糖甙类抗生素对老年患者肾功能损害的注意义务，法院终审判决医院对患者进行赔偿。

三、未尽告知义务

《医疗事故处理条例》第十一条明文规定："在医疗活动中，医疗机构及其医务人员应当将病人的病情、医疗措施、医疗风险等如实告知病人，及时解答其咨询；但是应当避免对患者产生不利后果。"《执行医师法》第二十六条也明确规定："医师应当如实向患者或者其家属介绍病情，但应注意避免对患者产生不利后果。医师进行实验性临床治疗，应当经医院批准并征得患者本人或者其家属同意。"《医疗机构管理条例》第三十三条规定："医疗机构施行手术，特殊检查或者特殊治疗时，必须征得患者同意，并应当取得其家属或者关系人同意并签字；无法取得患者意见时，应当取得家属或者关系人同意并签字；无法取得患者意见又无家属或者关系人在场时，或者其他特殊情况时，经治医师应当提出医疗处置方案，在取得医疗机构负责人或者授权负责人员的批准后实施。"医疗机构和医务人员未尽到告知义务，患者或家属或关系人就丧失了知情权、选择权、同意权，是一种不作为医疗过失行为。医务人员应当履行下列告知义务，否则，系医疗过失行为。

1. 病人同意的说明义务：（1）疾病的诊断、治疗方法、治疗目的；（2）治疗的好处和风险；（3）其他治疗措施和方法的好处和风险；（4）拒绝治疗的危害好处和风险；（5）治疗费用等。

2. 转院指示的说明义务：不属于自己专业领域，或者由于医院条件受限，医生本人无能力为病人提供适当治疗时，应该及时建议病人转院治疗。

3. 回避不良结果的说明义务：（1）侵袭性伤害的治疗方法与手段；（2）使用毒副作用和个体素质反应差异性大的药物；（3）需要病人暴露私部；（4）从事医学科研和教学活动的；（5）需要对病人实施行为限制的。

第三节　因果关系与医疗损害结果

医疗过失与损害结果之间的因果关系是指医疗过失行为与损害结果之间存在的客观因果关系。因果关系往往呈现出以下特点：（1）客观性：因果关系作为客观现象之间引起与被引起的关系，它是客观存在的；（2）连续性：就是从发生时间看，原因必定在先，结果只能在后，二者的时间顺序不能颠倒；（3）复杂性：表现为一因一果、一因多果、多因多果、多因一果。医疗事故鉴定中常遇到多因一果的情况，要注意区分直接原因和间接原因以及主要原因和次要原因。根据医疗过失行为作用于损害结果的形式，可分为直接原因和间接原因。直接原因是指直接的、必然地引起损害结果的现象。

间接原因是指偶然地介入其他因素造成损害发生的现象。根据原因对损害结果发生的作用不同，可分为主要原因和次要原因。主要原因是指对损害结果的发生起主要作用的原因事实。次要原因是指对损害结果的发生起次要作用的原因事实。

医疗过失与损害结果之间存在因果关系是医疗事故构成要件之一，没有损害结果或损害结果未达到明显人身损害程度则不认定为医疗事故。为此，《医疗事故处理条例》明确了医疗事故分为四级。卫生部又下发了《医疗事故分级标准（试行）》，该标准将四级医疗事故细分为十二个等。

医疗活动是一种高风险的医疗活动，一些人身损害的后果是目前的医学科学技术不能预见或防范的，这样的情形应当排除在医疗事故之外，医疗机构及其医务人员不承担责任。《医疗事故处理条例》第三十三条规定下列情形不属于医疗事故：（1）在紧急情况下为抢救垂危患者生命而采取紧急医学措施造成不良后果的；（2）在医疗活动中由于患者病情异常或者体质特殊而发生医疗意外的；（3）在现有医学科学条件下，发生无法预料或者不能防范的不良后果的；（4）无过错输血感染造成不良后果的；（5）因患方延误诊疗导致不良后果的；（6）因不可抗力造成不良后果的。

第二章　医疗事故实例

第一节　临床部门

一、内科系统

内科系统中容易产生医疗事故的科室主要集中在心内科、呼吸内科、神经内科和消化内科。对于内科病人的处理，更多体现在及时、正确的诊断以及合理用药方面。观察病人不仔细、未及时给予相应辅助检查、药物使用违反医疗原则和药品使用说明规定等原因常常导致误诊、误治，造成医疗损害。

【心内科】

[实例1] **诊疗经过**：患者，女，20岁，因"头昏、恶心、呕吐伴视物旋转10小时余"，于2004年3月6日24时到当地市医院就诊。当时检查：T36℃，P88次/分，R20次/分，血压为零，面色苍白；双肺呼吸音清晰，未闻及啰音；心音有力，心率88次/分，节律整齐，未闻及杂音；腹软，肝脾未及；生理反射存在，病理反射未引出。初步诊断：（1）美尼尔氏综合征；（2）低容性休克；（3）急性胃炎。医院给予扩容，补充电解质，抗感染，对症支持治疗。2004年3月7日1时，医院为患者检测血压为70/50mmHg，4时测血压为80/50mmHg，7时30分测血压为90/60mmHg，整夜心率波动于78~88次/分之间。2004年3月7日12时查房，患者未诉不适，能下床行走、进食，3月7日22时患者发生呕吐多次。当时检查：脉细、弱，心律不齐，双肺闻及湿啰音；心电图提示：急性下壁前壁心肌梗塞，多发多源室性早搏，医院即将患者转上级医院诊治。上级医院于2004年3月7日22时30分以"心悸，胸闷，气促3天"将患者收入住院。入院时检查：T37.2℃，P102次/分，BP50/30mmHg，一般情况差，烦躁，口唇肢端发绀，四肢冰冷，颈静脉无充盈；双肺呼吸音粗，可闻及少许湿啰音，心界不大，心律不齐；双下肢无水肿；心电图提示Ⅱ°—Ⅰ型房室传导阻滞，急性下壁、广泛前壁及右室心肌梗死；实验室检查为：乳酸脱氢酶1363u/L，磷酸肌酸激酶901u/L，α-羟丁脱氢酶521u/L，谷草转氨酶922u/L。诊断为：（1）急性下壁、广泛前壁、右室心肌梗死；（2）心源性休克。经医院给予抗感染，改善心肌供血，减少梗死面积，扩容补充血容量，吸氧等对症支持治疗，患者的病情无好转，于3月8日8时突然病情加重，经抢救无效，于2004年3月8日8时40分死亡。

争议焦点：患方认为市医院未对患者进行仔细、全面的体格检查，未及时给予心电图检查，存在误诊、误治，有过失行为；医方认为患者病情具有特殊性且发病急，属于现有医学科学技术条件下不能防范的情况。

鉴定专家分析：

1. 虽然患者的病情有一定的特殊性，但市医院在对患者的诊治医疗过程中存在一定的医疗过失：对导致患者休克的原因未做认真思考和分析，未及早做心电图检查，未给予吸氧，在心电图诊断为心梗后转诊上级医院过程中，无专人护送，未给予生命保障支持。

2. 市医院的上述过失与患者的死亡存在因果关系。

3. 患者因急性心梗并心源性休克，室性心律失常，病情凶险，预后差，市医院的上述过失对患者的死亡负有主要责任。

结论：属于一级甲等医疗事故，市医院承担主要责任。

医学法学评析：本实例的确有其特殊性，临床上青年人心肌梗塞的发病率很低，非专科、低年资医生容易忽略对青壮年心肌梗塞的诊断及治疗。在已经明确急性下壁心肌梗死后，将病人转入上级医院时，无医护人员护送和未给予生命保障支持，违反了《医院工作制度》第三十条转院、转科制度的规定。此实例的经验与教训：

1. 有心血管方面症状的患者应该及早做心电图等辅助检查，医务人员要全面、认真思考和判断原因。

2. 青壮年心肌梗塞的发病率呈上升趋势，临床工作中此类病人并不少见。

3. 较重病人转院时应派医护人员护送，并提供医疗保障措施。

[实例2] **诊疗经过：**患者，男，34 岁，因"大汗淋漓，面色苍白伴乏力约 20 分钟"，于 2005 年 5 月 30 日 0 时 35 分被扶送入县中医院就诊，入院前 20 分钟患者吃烧烤，饮啤酒一口后即呛咳，继之大汗淋漓、面色苍白、四肢发冷，未经任何处理。既往曾于 4 年前出现过"胃痛"。入院时检查：P100 次/分，R22 次/分，BP 120/80 mmHg，神志清楚，面色苍白，皮肤湿冷，心率 100 次/分，律齐，其余（−），微量血糖 5.8 mmol/L。初步诊断：休克（性质待定）。医院立即给予补液及对症支持治疗。2005 年 5 月 30 日 2 时 25 分，患者突然出现呕吐，随即呼之不应，当时测血压测不起，心电监测无心跳，考虑心搏骤停，医院立即给予胸外按压及吸氧，同时给予阿托品、肾上腺素、利多卡因、地塞米松等抢救。经上述处理，患者仍无呼吸、心跳，双侧瞳孔散大，对光反射消失，于 2005 年 5 月 30 日 3 时 05 分抢救无效死亡。死亡诊断：猝死。尸检结论：送检死者心腔血液中检出乙醇成分，其乙醇含量为 119mg/100ml；病理诊断为：（1）左冠状动脉血栓栓塞，急性心肌梗死；（2）脏器淤血（肝、肺、肾、脾、心肌）；（3）脑水肿；（4）肺淤血、水肿；（5）肝细胞部分脂肪变性；（6）肠黏膜充血；（7）慢性浅表性胃炎，胃黏膜充血、出血；（8）皮肤组织充血。

争议焦点：患方认为医院观察不仔细、判断失误，未采取积极、有效的治疗措施；医方认为患者因为大量饮酒诱发急性心肌梗死，发病急、病情异常，属于现有医学科学技术条件下不能防范的情况。

鉴定专家分析：

1. 县中医院在为患者提供医疗服务过程中存在以下过失：

（1）询问病史不清，观察病情不严密，缺乏门诊病历。

（2）未及时做相关基本辅助检查以明确诊断，治疗缺乏针对性。

2. 县中医院的以上过失与患者的死亡有一定的因果关系。

3. 患者因饮酒诱发急性心肌梗死，且发病时症状不典型，病情变化急骤，后果严重，此病是造成患者死亡的主要原因，县中医院的上述过失对患者的死亡负轻微责任。

结论：属于一级甲等医疗事故，中医院承担轻微责任。

医学法学评析：包括青壮年急性重度病毒性心肌炎在内的心脏疾患，病情特殊、发病急、死亡率高，多数情况下存在误诊和漏诊，对于非专科医生、缺乏经验的专科医生以及二级以下医院的医生易发生此类医疗事故。有学者认为此类情况应属于病人体质特殊，现有医学科学技术条件下不能防范的情况，不应该鉴定为医疗事故；但也有学者将此类情况称之为"边缘性医疗事故"。此实例的经验与教训：

1. 青壮年有突发心脑血管方面症状，需要及时行心电图检查和血清肌钙蛋白及心肌肌酸激酶等辅助检查以排除心脑血管疾病。

2. 加强防范意识和责任心，不断总结临床经验。对于特殊病情的患者在密切观察的同时，应及时积极请上级医生和专科医生会诊，否则将违反《会诊制度》。

[实例3] 诊疗经过：患者，女，59岁，因"左肩部疼痛10多分钟"，于2004年8月24日18时30分到当地市医院急诊室就诊。当时检查：左肩关节压痛较右侧明显，心前区二尖瓣、三尖瓣听诊区可闻及Ⅰ～Ⅱ级收缩期杂音，脉搏无力。初步诊断：肩关节炎可能。医院给予氨基比林、红茴香、地塞米松肌注，复方丹参、林可霉素、地塞米松、红花注射液静滴等处理，静滴复方丹参约半小时后，患者肩部疼痛无好转，反而加重，医院给予速效救心丸口服，后在输液中患者出现烦躁不安、面色苍白、呕吐一次，医院立即给予安定、异丙嗪及吸氧等处理，但患者病情仍继续加重，当晚23时45分患者被送到上级医院急诊科，经心电图、心肌酶等检查确诊为冠心病、急性前壁心肌梗塞、心源性休克、室性心律失常（室速）。经上级医院积极抢救无效，患者于2004年8月25日3时37分临床死亡。

争议焦点：患方认为医院观察不仔细、判断失误，未采取积极、有效的治疗措施；医方认为患者病情异常、发病急，属于现有医学科学技术条件下不能防范的情况。

鉴定专家分析：

1. 市医院在为患者提供医疗服务的过程中，对患者所患疾病误诊、误治，延误了抢救时机，且无病历记录，存在过失。

2. 市医院的上述过失与患者的死亡有一定的因果关系。

3. 市医院在为患者提供医疗服务过程中，虽然存在上述过失，但患者自身患有大面积心肌梗死，该病病情凶险，发展迅速，死亡率高，且患者发病时伴有心源性休克、室性心律失常等严重并发症，这是患者死亡的主要原因，市医院的上述过失对患者的死亡负有次要责任。

结论：属于一级甲等医疗事故，医院承担次要责任。

医学法学评析：临床工作中由于对疾病的临床表现缺乏深刻认识，临床经验不足，责任心不强易导致误诊。此实例的经验与教训：

1. 非典型心肌梗死的症状多种多样，可以出现胃部不适，下颌、颈部、背部上方疼痛，咽喉痛，牙痛等。临床工作中不能忽略疾病的非典型临床表现，要认真总结经验，扩宽临床思路。

2. 有心脏基础疾病的高龄、急诊病人，更应该及时行心电图检查和血心肌坏死标记物检查，以避免误诊、误治。

[实例4] 诊疗经过：患者，男，64岁，因"双下肢浮肿11天，伴胸闷、呕吐、腹泻1天"，于2004年5月23日入住当地某医院。门诊诊断：冠心病、高血压、糖尿病、肠道感染，医院给予输注盐水、注射氨苄青霉素等治疗。输液约20分钟时患者病情突然变化，出现心慌、胸闷、呼吸困难、面色苍白、大汗，心率140次/分，双肺闻及哮鸣音及湿啰音，经相应处理后无明显好转而于15时40分左右被转入病房住院治疗。2004年5月23日20时50分患者出现大汗、呼吸困难、端坐呼吸。经相关检查后诊断为：急性心衰，医院先后2次给予患者西地兰（0.4毫克/次）及速尿（20mg、40mg）等治疗，2004年5月23日21时10分，患者从靠椅中起身上床过程中突发阿斯氏综合征死亡。

争议焦点：患方认为医院观察不仔细，对于可能发生的情况没有充分估计，未向患者及家属交代注意事项，患者出现病情变化时未采取积极、有效的治疗措施；医方认为患者发病急，病情特殊，医院已经实施了及时的救治。

鉴定专家分析：

1. 医院在为患者提供医疗服务的过程中存在过失：

（1）病历记载欠详细，部分内容不够确实，处理病人和观察病人不够细致、及时，无详细病程记录。

（2）对患者的病情严重性认识不足，处理不够恰当，在患者病情突变时抢救措施不力，无书面病危通知，无尸解建议书。

2. 医院的过失与患者死亡存在一定的因果关系。

3. 医院的过失对患者死亡负有主要责任。

结论：属于一级甲等医疗事故，医院承担主要责任。

医学法学评析——此实例的经验与教训：

1. 对心力衰竭和阿斯氏综合征的认识不足，处理不仔细、及时。

2. 当患者病情突变时，采取的抢救措施不力。

3. 对心力衰竭患者，应该在严密的心电监护下，严格控制补液的量和速度。

[实例5] 诊疗经过：患者，女，19岁，因"反复发热，右侧腰痛，右小腿肿痛不

适1月"，尿常规检查：潜血++、镜检红细胞+，患者数次前往A医院门诊就诊未获得结果。其后右眼突然眼前有黑影，视物不见。在B医院肾内科门诊就诊，并入院后确诊"亚急性感染性心内膜炎"。后又在C医院行心脏二尖瓣置换术，出院后因"金黄色葡萄球菌感染"死亡。

争议焦点：A医院思路狭窄，常规检验提示有异常情况未作病因鉴别检查，未能早期确诊患者病情，延误了患者最佳治疗时间，导致患者病情加重。

鉴定专家分析：

1. A医院在为患者提供医疗服务的过程中存在过失：

（1）医院没有按照医疗常规对慢性发热的患者在多次就诊中进行心脏检查，并在多方诊治未果的情形下，没有由高年资医师进行深入检查与诊断。

（2）病史记录中前后自相矛盾，未记录与感染性心内膜炎疾病有关体征。

（3）医院延误了患者感染性心内膜炎的诊断与治疗，导致患者病情进一步发展，以致患者右眼失明和肾脏功能损害。

2. A医院的医疗行为非导致患者死亡的原因。

3. A医院的过失与患者死亡存在一定的因果关系，负有次要责任。

结论：属于一级甲等医疗事故，A医院承担次要责任。

医学法学评析：由于缺乏对急性感染性心内膜炎的认识，且在病人多次就诊中未由高年资医师进行诊治，违反了《会诊制度》的规定。此实例的经验与教训：

1. 对感染性心内膜炎的认识不足，检查与诊断不仔细、不全面。

2. 未及时请上级医生给予指导治疗，延误了诊断及治疗。

［实例6］诊疗经过：患者，男，55岁，原有精神病史，曾数次因"胸闷、心悸"等症状就诊。心电图检查报告：前间壁心梗可能。因"近3天胸闷、心悸症状加重，上楼活动后更明显"就诊于某市医院。心电图检查窦性心动过速、陈旧性前间壁心梗、肺型P波、下侧壁ST段变化。医院给予倍他乐克、长效异乐定、麝香保心丸等口服药物治疗，病情未见好转。患者再次因心悸、胸闷再次到医院就诊，配药后回家，晚上心悸加剧，端坐呼吸，当时未再去医院就诊，患者平躺在床上，呼之不应20分钟，面色苍白，四肢冷，急打120急救车，救护车到时患者已死亡。

争议焦点：患者在门诊就诊后医院没有按照医疗原则，要求患者留院观察或住院治疗，医院的医疗服务行为造成患者死亡。

鉴定专家分析：

1. 医院在为患者提供医疗服务的过程中存在过失：

（1）医院未对患者肺部进行听诊以明确患者肺部是否存在啰音以及进行必要的心肺功能检查（胸片、超声）。

（2）患者的心电图表现与既往比较有动态改变，在病情加重情况下，医院未要求患者留院观察、住院或转院治疗。

（3）给予超过正常应用剂量的倍他乐克，违反用药原则。

2. 患者的死亡系陈旧性心肌梗死伴心力衰竭，原有的基础疾病是患者死亡的主要原因。

3. 医院的过失与患者死亡存在一定的因果关系，负有轻微责任。

结论：属于一级甲等医疗事故，医院承担轻微责任。

医学法学评析：心电图进行性改变对心肌梗死的诊断、定位、病情估计和预后有帮助。此实例的经验与教训：

1. 对于有心肺疾患的病人医务人员未给予仔细的心肺检查，未能及时发现异常情况。

2. 结合患者的既往病史，在病情加重且心电图检查有改变时，应该要求患者留院观察、住院或转院治疗。

3. 药物超剂量使用违反了药品使用说明书的规定。

【呼吸内科】

［实例7］诊疗经过：患者，女，72岁，因"心慌、气喘、呼吸困难及上腹胀满"，于2006年1月10日上午到某乡卫生院门诊部就诊，患者既往有"肺气肿"病史。就诊时检查：口唇发绀，呈喘息性呼吸状，T39℃，P102次/分，R24次/分，BP未测；听诊：心音遥远，心律不齐，胸骨左缘第二肋间（肺动脉瓣区）第二心音亢进，三尖瓣区闻及收缩期杂音，每分钟有3～4次期前收缩，双肺呼吸音减弱，呼气延长，两肺底可闻及哮鸣音和干湿啰音。结合病史及体格检查，初步诊断为：慢性肺源性心脏病并右心衰竭，肺部感染。分别给予：（1）替硝唑100ml；（2）10% G. S50ml + 毒毛 K0.4mg + 氨茶碱 0.5g；（3）10% G. S120ml + 头孢曲松 5g + 地塞米松 20mg；（4）10% G. S80ml + 清开灵 30ml；（5）10% G. S100ml + VitC3g + VitB$_6$0.1g + CO－A200u + ATP120mg + 肌苷600mg 静脉滴注治疗，每分钟40滴。在输注第3组液体时，患者出现呃逆、恶心等不良反应，卫生院考虑为替硝唑、氨茶碱的不良反应，在进行严密观察情况下未予特殊处理，并减慢液体滴速，控制在每分钟30滴，患者的胃肠道不良反应逐渐消失，共输入4组液体后结束输液，拔针后，患者出现呼吸困难，口唇青紫，经抢救无效死亡。

争议焦点：患方认为医院误诊患者的病情，治疗不当，责任心不强，抢救治疗不及时导致病人死亡。

鉴定专家分析：

1. 乡卫生院门诊部对患者所患疾病诊断确切，但在提供医疗服务过程中存在以下过失：

（1）门诊部不具备抢救危重病人的条件。

（2）门诊部对患者的病史询问、体格检查不认真，用药不规范。

（3）在患者病情发生突变时，门诊部未能正确识别和及时处理。

2. 乡卫生院门诊部的上述过失与患者的死亡存在因果关系。

3. 乡卫生院门诊部的上述过失对患者的死亡负主要责任。

结论：属于一级甲等医疗事故，某乡卫生院承担主要责任。

医学法学评析：本实例诊断明确，因患者病情危重，又在技术条件及抢救条件不具备的情况下给予治疗，最终患者死亡，医方因此承担主要责任。此实例的经验教训：

1. 肺心病患者发生心衰时应该以抗炎、平喘、利尿及氧疗支持为主，使用洋地黄制剂时要慎用，并给予严密心电监护。

2. 使用洋地黄制剂过程中患者出现恶心症状时，应及时行心电图检查。

3. 在不具备抢救条件的地方实施救治，违反《医疗机构管理条例》第三十一条。

4. 药物使用不符合医疗原则，出现病情变化时未及时作出判断和进行有效处置。

[**实例8**] 诊疗经过：患者，男，73岁，因"畏寒，鼻阻，四肢酸痛5小时"，于2006年1月1日19时30分到县医院急诊内科就诊。入院时检查：体温38℃，咽部充血，扁桃体不肿大。诊断为：上呼吸道感染。医院给予：（1）0.9% N.S250ml加青霉素640万u（青霉素皮试阴性）；（2）5% G.S100ml + 10% 葡萄糖酸钙注射液10ml；（3）5% G.S250ml + 鱼腥草注射液50ml，均以60滴/分速度静滴，并给予肌注安痛定2ml。2006年1月1日约23时输液结束，在输液过程中患者未诉明显不适，输液后离院回家。离院时，患者感头昏、手脚酸，回家后约20分钟，即出现双眼上瞪，张嘴呼吸，呼之不应，患者亲属于2006年1月1日23时39分拨打120电话，医务人员23时55分赶到患者家中时，患者双侧瞳孔扩大、固定，呼吸、心跳停止，临床死亡。

争议焦点：患方认为医院用药不当，责任心不强，急救车出诊时间长，延误抢救时间；医方则认为医院给予病人的用药无过错，输液结束后病人无特殊反应，自行回家，其死亡是发生在家中，与医院无关。

鉴定专家分析：

1. 医院在为患者提供医疗服务过程中存在以下过失：

（1）违反了接诊、输液、观察制度。

（2）患者病情发生急骤变化时，急诊出诊不及时。

2. 患者在县医院输液后短时间内发生死亡，不能排除与本次输液无关，但因患者亲属不同意尸检，难以明确死因。

3. 医院的上述过失与患者的死亡有一定的因果关系。

4. 医院的上述过失对患者的死亡负有轻微责任。

结论：属于一级甲等医疗事故，医院承担轻微责任。

医学法学评析——此实例的经验与教训：

1. 首诊医师接诊病人应对病人做系统、全面的检查，为诊断提供依据。

2. 医务人员违反了《接诊、输液、观察》制度。

3. 治疗结束病人仍感头昏、手脚酸，对此应做必要的复查、记录，告知患者病情并留院观察。

[**实例9**] 诊疗经过：患者，男，62岁，因"咳嗽、身体不适"，于2005年12月12日下午到某市精神病医院门诊就诊。经相关检查诊断为：上呼吸道感染。给予：青

霉素钠盐 640 万 u +0.9% N. S250ml 静脉滴注（皮试阴性），甲硝唑注射液 100ml 静脉滴注，5% G. S200ml + 清开灵 40ml 静脉滴注治疗。在滴注清开灵组液体剩余约 30ml 时，患者出现怕冷、寒战。医院立即停止液体并给予肾上腺素 0.5mg 皮下注射，50% G. S20ml + 地塞米松 20mg 静脉推注。经上述处理后患者病情未缓解，于当日 18 时 40 分左右被转到市医院急诊科抢救。终因抢救无效，患者于 2005 年 12 月 12 日 19 时 30 分死亡。

争议焦点：患方认为医院用药失误，责任心不强，抢救不积极是导致病人死亡的主要原因。

鉴定专家分析：

1. 某精神病医院在为患者提供医疗服务过程中存在以下过失：

（1）病案书写不规范，无门诊原始病历记录。

（2）在患者病情突变后未坚持就地抢救的原则，在病情不稳定的情况下错误地将患者转诊他院。

（3）转诊过程中无医务人员陪同，违反了抢救的连续性和不间断性的原则。

2. 根据现有资料分析，患者是在原有心肺疾患基础上，发生药物不良反应，加之抢救不得力而死亡，精神病医院的上述过失与患者死亡有一定的因果关系。

3. 精神病医院的上述过失对患者死亡负有次要责任。

4. 市医院为患者进行的抢救治疗符合医疗原则，对患者死亡无责任。

结论：属于一级甲等医疗事故，精神病医院承担次要责任。

医学法学评析：本实例系发生药物不良反应后违反了抢救的连续性、不间断性原则。此实例的经验教训：

1. 患者发生药物不良反应后医务人员要沉着应对，积极组织抢救，病情不稳定时不要搬动患者，患者病情不允许的情况下不要轻易转诊。

2. 因技术或抢救条件不具备需要转诊时，应严格按《转诊转院制度》的规定，在确保患者生命保障支持的条件下转院治疗。

[实例 10] **诊疗经过**：患方陈述：患者，女，93 岁，因"感冒、咳嗽、喘"，于 2006 年 3 月 11 日其子到某村卫生所请医生到家中诊治，卫生所医生到达患者家后，先对患者进行了检查，并做了皮试，随后给予输液治疗（共 3 瓶，每瓶 250ml）。第 1 瓶液体输入约 10 分钟左右，患者开始呻吟，卫生所医生未作处理，说待输第 2 瓶时加药，在患者输第 2 瓶药液时，其呻吟声逐渐变小，输第 3 瓶药液时患者呻吟声没有了。液体输完拔针时，发现患者已停止呼吸，卫生所医生把脉说还有跳动，立即为患者进行针扎指尖，按人中等抢救，但无效，患者于 2006 年 3 月 11 日中午 12 时 30 分死亡。医方陈述：患者，因"慢性支气管炎发作"，于 2006 年 3 月 11 日早上 8 时由其子到卫生所请医生到家中诊治。卫生所医生到达患者家中时见其呼吸困难、咳嗽、气急、额部有冷汗，床前地面上有很多口痰。检查结果为：脉搏细弱无力、缓慢，心率 50 次/分左右，肺部听到干、湿性啰音及哮鸣音。初步诊断为：支气管哮喘持续发作，呼吸衰竭。处理

方法：（1）10% G. S250ml 加清开灵 20ml；（2）5% G. N. S250ml 加青霉素钠 640 万 u 及氨苄西林钠 4g；（3）10% G. S250ml 加丁胺卡那霉素 0.4g 及病毒唑 0.4g 静脉滴注治疗，滴速为每分钟 40 滴。青霉素皮试（－）。在第 3 组液体输完后患者死亡。

争议焦点：患方认为医生服务态度差，责任心不强，技术水平低，抢救不及时导致病人死亡，要求医生承担全部责任。

鉴定专家分析：

1. 村卫生所在为患者提供医疗服务过程中，存在以下过失：

（1）无病情记录，诊治过程中无病情变化观察、记录。

（2）对症治疗不力，用药欠妥当。

2. 村卫生所的过失与患者死亡有一定的因果关系。

3 鉴于村卫生所医生业务水平及卫生所条件有限，加之患者已 93 岁高龄，发病后短时间内死亡，还可能存在其他疾病隐患，故村卫生所的医疗过失对患者的死亡负有次要责任。

结论：属于一级甲等医疗事故，某村卫生所承担次要责任。

医学法学评析：本实例系村卫生所医生对患者治疗过程中发生死亡，病人的死亡与医生对疾病的判断不足，治疗不力及病情发生变化时观察、处理不到位有关。此实例的经验与教训：

1. 医务人员应严格遵守《执业医师法》，不得超范围执业，对技术和条件不能满足治疗疾病的，不得强行诊治。

2. 老年患者或有心肺疾患的病人，应严格控制输液量及输液速度并严密观察病情进展。

3. 实例 9 和实例 10 中患者是由于清开灵还是其他药物导致不良反应，由于没有尸检及药物检测结论而无法判断。今后若发生类似情况应进行尸检及药物检测。

【神经内科】

[**实例 11**] **诊疗经过：**患者，女，63 岁，既往有长期高血压病史，并长期到中医诊所治疗。患者因近年来常感右眼不适，到某诊所就诊，诊断为：右下睑内翻倒睫。诊所拟施行手术治疗，由于患者血压高，诊所先给予降压治疗（2 次口服降压药），但血压未降下来，诊所于 2003 年 12 月 5 日 14 时为患者行右眼倒睫手术。术后患者出现不能说话，肢体活动障碍等不良反应而转到县医院治疗（诊断为"脑中风"）。经积极治疗好转，于 2003 年 12 月 31 日要求出院。

争议焦点：患方认为医生在没有将血压控制好就为患者做手术是导致患者"中风"的主要原因，医生应承担主要责任。

鉴定专家分析：

1. 患者自身患有多年高血压，且未正规治疗，为高血压病极高危组，有发生"脑中风"的可能性。

2. 诊所施行的倒睫手术与患者"中风"之间无因果关系，但诊所医务人员对高血压病和高血压危象认识不足，处理欠完善，与患者术后发生"中风"有一定因果关系。

3. 诊所对患者倒睫术后发生"脑中风"负有轻微责任。

结论：属于四级医疗事故，诊所承担轻微责任。

医学法学评析——此实例的经验与教训：

医院对高血压病认识不足，对手术风险估计过于乐观，在血压未能有效控制及稳定的情况下进行手术治疗，违反了医疗操作规范。

[**实例12**] **诊疗经过：**患者，男，71岁，因"头痛2小时"，于2006年5月29日17时30分到某市医院就诊，该院门诊给予患者"5%葡萄糖氯化钠注射液250ml+血栓通针2支；10%葡萄糖注射液250ml+万舒针1支"静脉滴注治疗，输液后患者仍感头痛并伴恶心，于2006年5月29日22时50分再次到该院复诊时呕吐咖啡色样胃内容物1次，医院于2006年5月29日23时将患者收住急诊内科，并立即进行颅脑、鞍区CT检查。CT检查结束后约23时20分患者再次呕吐咖啡色样胃内容物1次，随即发作抽搐1次，抽搐持续数分钟后停止，之后呼之不应。患方提供患者既往无任何疾病史，否认外伤史。入院时检查：体温36℃，脉搏89次/分，呼吸20次/分，血压160/80mmHg，呈深昏迷，双瞳0.25cm，对光反射消失，呼吸浅表，双肺满布湿罗音，肺气肿（+），四肢肌力0级，生理反射消失，病理反射未引出，颈软，脑膜刺激症阴性。急诊头部CT示：（1）右侧额颞顶、左侧额颞区硬膜下血肿；（2）左侧额叶脑出血；（3）蛛网膜下腔大量出血。初步诊断：（1）脑溢血；（2）应激性溃疡并出血；（3）急性肺水肿。医院立即给予患者吸氧、呼吸机辅助通气、降低颅内压、防止感染、抑酸、止血、对症支持治疗及特级护理，并向其亲属下达病危通知。抢救治疗至2006年5月30日15时15分，患者仍处于深昏迷，瞳孔对光反射消失，眼球固定，自主呼吸消失。患者亲属决定放弃抢救，2006年5月30日15时35分患者心电监测呈一直线，临床死亡。

争议焦点：患方认为医院误诊患者的病情，用药失误，伪造虚假病历资料，医院对患者的死亡应负主要责任；医方认为在为病人提供医疗服务过程中，诊断明确，治疗合理，抢救积极，患者所患脑出血并蛛网膜下腔出血，本身是急危重症，病情发展快，其死亡是自身疾病发展的结果，医院不应承担责任。

鉴定专家分析：

1. 医院对患者所患脑出血并继发性蛛网膜下腔出血的诊断成立，患者因继续大量脑出血导致中枢性呼吸循环衰竭而死亡。

2. 医院在为患者提供医疗服务过程中存在以下过失：

（1）在诊断尚不明确的情况下给予患者使用了脑出血急性期禁忌的血栓通，可能是患者病情恶化的原因之一，但患者自身疾病的症状如剧烈呕吐、抽搐是导致继续大量脑出血的主要原因。

（2）门诊病历资料丢失，伪造处方，违反了《医疗事故处理条例》第九条。

3. 脑出血并继发性蛛网膜下腔出血属严重疾病，死亡率高，12小时内特别是6小时内继续出血的发生率很高，患者病情逐渐加重至死亡与本病发展规律相符合，故医院上述过失与患者死亡有一定的因果关系。

4. 医院的上述过失对患者死亡负有次要责任。

结论：属于一级甲等医疗事故，医院承担次要责任。

医学法学评析——此实例的经验与教训：

1. 对以头痛为主诉的老年病人，首诊医师应提高警惕，给予测量血压，在治疗之前应完善必要的辅助检查。

2. 治疗中患者头痛未缓解，且出现恶心，但未引起医务人员重视，反而轻易让患者离院，违反了首诊医师负责制。

3. 伪造处方违反了《处方管理办法》及《医疗事故处理条例》。

4. 在不能明确脑出血诊断结果时，草率使用脑出血急性期禁忌的药物，违反医疗原则。

[实例13] 诊疗经过：患者，女，57岁，因"头痛、呕吐4小时"，于2005年12月17日6时10分入住某三级医院。患者于2005年12月17日3时30分左右突然剧烈头痛，伴频繁呕吐（共5次），呕吐物呈深咖啡色，即由120急救车送到医院急诊科。经头颅CT检查提示："蛛网膜下腔出血"收住脑系科。患者既往无高血压、糖尿病病史。入院时检查：体温37.2℃，脉搏88次/分，呼吸22次/分，血压165/100mmHg，急性痛苦病容，神清合作，对答切题，被抬入病房，留置胃管，心、肺、腹阴性，双侧瞳孔等大等圆，直径2.5mm，双侧鼻唇沟对称，伸舌居中，颈稍抵抗，克氏症及布氏症阴性，四肢肌力、肌张力、腱反射、感觉正常，病理症未引出。急诊随机血糖9.4mmol/L。初步诊断：（1）蛛网膜下腔出血，应激性溃疡；（2）观察糖尿病。入院后医院给予患者进行脱水、止血、抗脑血管痉挛、保护胃黏膜等治疗，并给予绝对卧床休息。患者仍头痛剧烈，2006年12月21日出现脑膜刺激症阳性，发热，体温在38℃以下波动，血常规检查显示：白细胞11.9×10^9/L，尿常规检查显示：尿蛋白（＋）。2005年12月23日医院为患者行全脑血管造影报告为全脑血管DSA未见明确异常。在征得患者亲属同意并签字后，医院于2005年12月24日上午为患者进行腰穿术，穿刺成功后有血性脑脊液滴出，脑脊液压力低，未取材送检，给予生理盐水置换脑脊液，术前及术毕常规消毒。2005年12月26日、12月28日两次复查头颅CT报告为"蛛网膜下腔出血吸收期"，2006年1月3日复查头颅CT报告为"脑积液影（轻度）"。经过上述治疗，患者病情仍加重，持续发热，体温最高时达39.5℃，并出现意识障碍。2005年12月28日医院为患者行腰穿术，脑脊液镜检"满视野脓细胞，检出革兰氏阴性双球菌"。2005年12月29日医院为患者诊断为"化脓性脑膜炎"，给予头孢哌酮钠、氯霉素、头孢噻肟钠、罗氏芬、青霉素等抗感染治疗。2006年1月6日医院为患者行腰穿术，脑脊液48小时培养无细菌生长。住院期间，医院共为患者进行过8次腰穿术，并组织多次会诊，但抢救治疗效果不佳，患者病情逐渐危重，其亲属决定放弃治疗，签字自动出院，患者于2006年1月12日死亡。

争议焦点：患方认为由于医院的操作不当，消毒不严而引起了患者的化脓性脑膜炎，且诊断不及时，延误了治疗，医院应承担全部责任；医方则认为医院对患者的诊断明确，操作规范，化脓性脑膜炎与病人自身抵抗力下降有关。

鉴定专家分析：

1. 患者入院时医院对其所做"原发性蛛网膜下腔出血"诊断正确，治疗有效，后期复查 CT 及脑脊液已证实此病不是导致患者死亡的主要原因。

2. 患者的"化脓性脑膜炎"诊断成立。病因可能与患者病后抵抗力下降，鼻咽部呼吸道潜伏病菌侵入中枢神经系统有关，也不能排除与脑血管造影和腰穿侵入性检查有关，故感染途径无法确定。

3. 医院在为患者诊治过程中存在过失：

（1）患者本身病情重，抵抗力降低，又进行了脑血管造影和腰穿侵入性检查，医院没有为其使用抗生素预防感染。

（2）2005 年 12 月 24 日医院第 1 次为患者行腰穿及脑脊液置换术后未作脑脊液相关化验检查，对及时诊断有一定影响，2005 年 12 月 26 日再次腰穿化验结果已明确提示有化脓性脑膜炎表现，但至 2005 年 12 月 28 日腰穿行脑脊液检查见"满视野脓细胞"才确定"化脓性脑膜炎"的诊断，对治疗有延误。

（3）腰穿治疗蛛网膜下腔出血应慎重，医院为患者频繁腰穿，不符合医疗常规。

（4）2005 年 12 月 28 日患者病情变化提示脑疝形成，此时禁忌腰穿，但医院在这种情况下仍多次为患者行腰穿术，不符合医疗原则。

4. 医院的上述过失与患者的死亡有因果关系。

5. 医院的上述过失对患者的死亡负有主要责任。

结论： 属于一级甲等医疗事故，医院承担主要责任。

医学法学评析： 本实例中对蛛网膜下腔出血诊断明确，治疗有效，患者最终病情恶化，死于化脓性脑膜炎，而非蛛网膜下腔出血。发生化脓性脑膜炎不排除与脑血管造影和多次侵入性腰椎穿刺检查有关。此实例的经验和教训：

1. 腰椎穿刺后未做脑脊液相关检查，延误诊断，违反医疗原则。

2. 蛛网膜下腔出血和脑疝形成时，反复进行腰椎穿刺，违反医疗原则。

【消化内科】

[实例 14] **诊疗经过：** 患者，男，83 岁，因"腹胀、腹痛、恶心 3 个半小时"，于 2004 年 11 月 4 日 11 时 30 分以"腹痛原因待查"入住县医院内科。入院诊断为：（1）慢性支气管炎；（2）消化性溃疡可能。经医院给予"解痉、抗炎"等治疗，患者腹痛无好转。11 月 4 日 13 时以后患者一直疼痛难忍，呻吟不止，腹胀，肛门不排气。11 月 4 日 15 时医院请外科会诊后嘱做胰腺炎相关检查。检查结果示血淀粉酶 256u，尿淀粉酶 128u。立即诊断为：（1）急性重症胰腺炎；（2）感染性休克。11 月 4 日 16 时 15 分医院修改医嘱给 I 级护理，更改治疗措施。但患者腹痛仍无缓解，病情无好转。11 月 4 日 18 时后患者出现烦躁不安，巩膜轻度黄染，血压 80/60mmHg，心率 180 次/分，呼吸 40 次/分，全腹压痛、肌紧张，左下腹叩诊呈浊音，腹腔穿刺抽液化验淀粉酶 256u。

经家属同意后请院外专家会诊。11月4日22时35分消化内科专家到达会诊后同意"重症胰腺炎"诊断,给予"善宁针、马司他丁针"等抢救治疗。2004年11月5日1时40分患者病情进一步恶化,血压降为0,心率150次/分,呼吸44次/分,医院立即给予心肺复苏、胸外心脏按压等抢救,但终因抢救无效,患者于2004年11月5日2时25分临床死亡。

争议焦点:患方认为医院延误病情,失去抢救机会,医院应承担责任;医方则认为患者的病情严重、进展快,医院已经组织积极抢救,医院无过错。

鉴定专家分析:

1. 医院在为患者提供医疗服务的过程中存在责任心不强,对患者的病情认识不足,对其主要症状腹痛的观察处理均不力,导致延误诊疗的过失。

2. 医院的上述过失与患者的死亡有一定的因果关系。

3. 医院的上述过失对患者的死亡负有次要责任。

结论:属于一级甲等医疗事故,医院承担次要责任。

医学法学评析——此实例的经验与教训:

对于发病急的老年患者,应动态观察病情进展,及时给予诊断和治疗。

[实例15] 诊疗经过:患者,男,43岁。医方述:2005年6月11日上午5时40分左右,因患者"上吐下泻",患者之妻到卫生室请医生到家中为患者诊治,医生到达时,患者诉发冷,头晕,呕吐(无内容物),腹泻两次,初便少,第二次为水样便,无黏液。医生对患者检查:体温38.6℃,呼吸22次/分,心率88次/分,血压110/70mmHg,肠鸣音增强,其他无异常发现。初步诊断为:胃肠炎待查。给予患者(1)葡萄糖氯化钠注射液500ml + 丁氨卡那霉素注射液0.2×2支静滴(110滴/分);(2)10%葡萄糖注射液500ml + 维生素C注射液1克 + 地塞米松注射液5毫克×2支静滴(110滴/分);(3)复方氨基比林注射液2ml×1支肌注;(4)氟哌酸、肠炎灵、酵母片每次各2片口服,每天3次等处理。在治疗过程中未发现患者发生输液反应,无药物反应,因病情无明显好转,医生建议将患者转到上级医院诊治。患方述:患者于2005年6月11日凌晨"自觉发热,并拉两次肚子",6月11日7时左右由其妻陪同前往卫生室就诊,因卫生室尚未开门,患者返回家中,由其亲属前往卫生室请医生出诊。医生到达患者家对患者进行检查之后,为患者配了两瓶药液(配药液时未用注射器抽吸,而是直接把针水倒入输液瓶),之后为患者进行静脉输液(110滴/分)。液体输上后,医生吩咐患者亲属看护病人,并嘱待第一瓶药液输完后即换上第二瓶,输液完毕后把针头拔掉即可,之后就离开了患者家。患者在输入第二瓶药液超过一半时,其手部输液部位肿胀,其亲属再次请来医生重新输液,医生再次为患者穿刺输液,仍交代输液完毕后,自己把针头拔掉即可,之后又离开了患者家。在药液快输完时,患者自己感觉怕冷、全身发抖、呼吸困难,十分难受,并出现嘴唇及面部青紫、气促,患者亲属立即去找医生,但卫生室已关门,无法找到医生。此时患者病情愈重,已不能言语,其亲属急将患者送到村卫生所,卫生所医生检查发现患者血压、体温已量不起,脉搏细弱,呼吸

困难，全身青紫，立即给予吸氧处理并告之家属：患者病情危重，急需转上级医院诊治。在村卫生所医生协助下，患者亲属将其转送到当地三级医院，经检查后诊断为"休克，循环衰竭"，立即进行抢救，但终因抢救无效，患者于 2005 年 6 月 11 日 13 时 35 分死亡。

争议焦点：患方认为医生责任心差，工作不负责，操作不规范，用药不当导致病人死亡。

鉴定专家分析：

1. 卫生室在为患者诊治过程中存在过失：无诊治情况记录（仅有一张处方笺），未遵守医疗操作常规，未全程观察病人的输液过程。

2. 卫生室的过失与患者死亡有一定的因果关系。

3. 因对患者的诊治过程医、患双方各执一词，患者输液的现场实物未封存及检验，患者死亡之后患方拒绝尸检，不能明确其死因，故卫生室对患者死亡负有次要责任。

结论：属于一级甲等医疗事故，卫生室承担次要责任。

医学法学评析——此实例的经验与教训：

1. 违反《病历书写基本规范（试行）》和《护理工作制度》。

2. 医务人员应该严格遵守医疗操作原则，对输液患者给予全程观察。

【肾脏内科】

[实例 16] **诊疗经过：**患者，男，72 岁，因"慢性肾衰尿毒症，代谢性酸中毒，慢性支气管炎、肺气肿、肺心病"，于 2003 年 7 月 23 日入住某三级医院肾内科。经相关检查后，医院于 2003 年 7 月 25 日起为患者行右颈内静脉置管血液透析治疗。2004 年 3 月 23 日患者的静脉置管出现堵塞，医院于 3 月 26 日为患者行左锁骨下静脉插管继续血透治疗。2004 年 4 月 20 日患者的静脉插管再次堵塞，医院于 4 月 21 日为患者行右锁骨下深静脉置管术，当晚患者感觉心悸、胸闷等症状，经相关专科处理后症状改善。2004 年 4 月 22 日医院为患者行右锁骨下静脉留置导管造影发现造影剂溢出血管外，经相关科室专家会诊，并经患者亲属同意，医院为患者行剖胸探查术拔除导管，缝合血管壁。术后于 2004 年 4 月 23 日为患者施行腹透治疗，之后，虽然医院予以积极治疗和抢救，患者病情仍加重，于 2004 年 8 月 3 日因抢救无效死亡。

争议焦点：患方认为医院在为患者提供医疗服务过程中未尽告知义务，右锁骨下静脉置管损伤血管是导致病人死亡的原因，医院要承担责任；医方认为患者的死亡是疾病发展的结果，对于慢性肾衰、尿毒症患者，医院为延续病人生命已尽了最大努力，在为病人提供医疗服务过程中没有违反医疗操作规范。

鉴定专家分析：

1. 医院在为患者提供医疗服务过程中存在以下过失：

（1）经查阅所有病历资料，未见 2004 年 4 月 21 日医院为患者行右锁骨下深静脉置管术的"有创操作知情同意书"及患方签字的材料。

（2）患者系老年人，2004 年 4 月 21 日行深静脉置管术前已患有慢性支气管炎、肺气肿、肺心病、心功能不全及慢性肾功能不全衰竭期等严重疾病，这些基础病是造成患者死亡的主要原因，但2004年4月21日静脉置管后出现血管损伤并发症进而行剖胸探查术，为加重患者原有肾功能不全所致多脏器衰竭的因素之一。

2. 医院对患者的病情诊断明确，在出现静脉穿刺并发症后采取了积极的治疗措施。

3. 医院的上述过失与患者的死亡之间有因果关系。

4. 医院的上述过失对患者的死亡负有轻微责任。

结论：属于一级甲等医疗事故，医院承担轻微责任。

医学法学评析：本实例患者病情危重，有多器官功能衰竭的症状存在，而深静脉置管损伤血管后进行剖胸探查，是加重患者原有肾功能不全所致多器官衰竭的因素之一。此实例的经验与教训：

1. 严格遵守《医疗事故处理条例》、《医疗机构管理条例》、《执业医师法》，在对患者进行侵入性医疗操作时，应严格执行患方知情同意权并让患方签字。

2. 医疗操作要认真仔细，避免发生并发症。

【内分泌科】

[实例17] 诊疗经过：患者，男，33岁，因"口干舌燥、全身乏力、尿多、消瘦（患方诉）；头昏乏力、发热、尿多、出汗3天（医方诉）"，于2005年2月1日（患方诉为9时30分，医方诉为8时30分）到当地诊所就诊，当时检查：T37.8℃，P92次/分，R24次/分，BP未测。诊所即给：（1）复方氯化钠注射液500ml + VitC1.0g + VitB$_6$200mg；（2）5% G. N. S250ml + 参脉注射液20ml；（3）5% G. N. S250ml + 双黄连注射液20ml 静脉滴注及柴胡注射液4ml 肌注治疗。2005年2月1日20时患者再次到诊所治疗，诊所给予：（1）5% G. N. S250ml + APG4g；（2）5% G. S250ml + 葡萄糖酸钙针1g静脉滴注及感冒疏风丸2包口服，柴胡1支 + 黄瑞香1支 + 安痛定1支肌注治疗。2月2日9时因病情无好转，患者的母亲再到诊所请医生到其家中为患者治疗，医生派护士于患者家中给予其：（1）5% G. N. S250ml + APG4g；（2）5% G. N. S250ml + 参脉注射液20ml；（3）复方氯化钠注射液250ml + VitC1g + VitB$_6$200mg 静脉滴注及柴胡注射液4ml肌注治疗。患者于2005年2月2日11时许在输液过程中出现烦躁、神志不清，立即终止输液。2005年2月2日16时患者亲属将其送到当地中医医院急诊科就诊，入院时急查血糖为44.56mmol/L，PH：7，CO$_2$ – CP：5mmol/L，K$^+$：2.85mmol/L，Na$^+$：168mmol/L，Cl$^-$：131mmol/L，Ca^{2+}：2.95mmol/L，血常规：WBC14.5 × 10^9/L，GRA12.0。诊断：糖尿病高渗性昏迷。经抢救治疗无效，患者于2005年2月2日18时50分死亡。死亡诊断为：（1）糖尿病高渗性昏迷伴酸中毒；（2）严重电解质紊乱，严重心律失常。

争议焦点：患方认为医生对病人不负责，未认真询问病史，未诊断出糖尿病，反而给糖尿病人使用了大量葡萄糖液而使病人死亡。

鉴定专家分析：

1. 诊所在为患者提供诊疗的过程中存在以下过失：

（1）诊治未按常规操作，未及时发现患者患有糖尿病，延误了对其病情的及时诊断，导致患者病情加重。

（2）对患者病情观察不仔细，对病情严重性估计不充分，处理抢救不力。

2. 患者自身患有糖尿病并发生急性并发症［（1）糖尿病高渗性昏迷伴酸中毒；（2）严重电解质紊乱］，抢救有一定困难，诊所的上述医疗过失与患者之死亡有一定的因果关系。

3. 诊所的上述医疗过失对患者之死亡负有次要责任。

结论：属于一级甲等医疗事故，诊所承担次要责任。

医学法学评析：本实例中患者系糖尿病，因医务人员病史询问不详细，未能及时诊断糖尿病高渗昏迷，抢救无效死亡，医方为此承担次要责任。此实例的经验与教训：

1. 当前随着物质生活条件的改善，糖尿病患者越来越多，医疗工作中要重视血糖的检测，明确有无糖尿病存在，以便于指导治疗。

2. 按照医疗常规和规范提供医疗服务，是防范医疗事故的根本。

【精神科】

［实例18］诊疗经过：患者，男，47岁，因"行为懒散，出现视幻觉、听幻觉、被害妄想半月余"，于2005年12月31日入住县精神病医院。入院时检查：T37℃，P70次/分，R18次/分，BP130/90mmHg，神志清楚，检查合作；内科系统及神经系统检查无异常发现；精神科检查：患者自行入院，对环境反应适切，定向正常，自知力一般，情感一般，行为懒散，无意志增强或减弱，入院前4天，酒醉后曾出现过消极观念。诊断为：精神分裂症。医院给予患者氟哌啶醇5mg + 海俄辛0.3mg肌注，每日2次进行治疗，并监测生命体征；2006年1月1日至1月4日治疗顺利，患者生命体征监测无异常，2006年1月5日至1月6日医院给予患者停用氟哌啶醇，改用氯丙嗪片（早）100mg、（晚）150mg口服 + 安坦2mg每日2次口服治疗，患者无异常体征出现。2006年1月7日，患者诉全身酸痛无力，同日医院给予患者停用氯丙嗪片，改用氯氮平片每日100mg（口服）。2006年1月8日9时患者诉全身酸痛无力并头晕，此时测生命体征为：T37.3℃、P65次/分、R18次/分、BP90/60mmHg，医院未给予处理。2006年1月8日18时患者病情变化，表现为头晕加重、神志模糊、少气懒言、肢体无力，此时测生命体征为：T36.5℃、P68次/分、R16次/分、BP80/40mmHg，心律齐、心音弱，双肺呼吸音粗。医院即给予静脉补液、能量合剂、多巴胺及吸氧等处理，并由医护人员陪同将患者转入县中医院急诊抢救。2006年1月8日19时50分，患者被送入县中医院时，已呼之不应1小时余，被抬入病房，对刺激无反应。当时检查：呼吸、脉搏、血压、体温均不能测出，面色苍白，呼之不应，双侧瞳孔散大、固定，对光反射消失，颈动脉搏动消失，生理反射存在，病理反射未引出。县中医院立即给予吸氧、人工呼吸及胸外心脏按压、心电监护及肾上腺素1mg + 尼可刹米0.375 + 肾上腺素1mg静脉注射抢救。但终因抢救无效，患者于2006年1月8日20时20分临床死亡。

尸检结论为：（1）全身多处皮肤擦伤，胸骨骨折分析系抢救中形成，不会导致死亡；（2）先天性心脏病（卵圆孔未闭）；（3）脑水肿，局部灶状出血；（4）肝淤血；（5）尿液、心血、胃及肝组织中均检出氯氮平成分。

争议焦点：患方认为医院对患者的治疗用药不当，病情观察不认真，抢救不及时，导致病人死亡。

鉴定专家分析：

1. 精神病医院在为患者提供医疗服务过程中存在以下过失：

（1）医院给予患者使用氯氮平、氯丙嗪等抗精神病药物时，违反了小剂量开始逐渐加量的原则。且使用氯氮平无医疗记录，只是口头医嘱，尸检在患者的尿液、心血、胃及肝组织中均检出氯氮平成分。

（2）低血压是氯氮平、氯丙嗪两药的常见副作用，在治疗过程中医院未对患者的血压等主要生命体征进行必要的监测记录，患者的血压由 2005 年 12 月 31 日入院时测定的 130/90mmHg 降到 2006 年 1 月 8 日上午 9 时测定的 90/60mmHg 时，医院仍未予以重视，未给予及时处理。

（3）当发现患者血压为 80/40mmHg，神志模糊，心音弱，病情危重时，医院处理不力，且做了不适当转诊。

2. 患者死于抗精神病药物所致低血压性休克合并全身多器官功能衰竭，精神病医院的上述过失与患者死亡存在因果关系。

3. 精神病医院的上述过失对患者的死亡负有主要责任。

结论：属于一级甲等医疗事故，精神病院承担主要责任。

医学法学评析：本实例系典型的药物使用不规范，用药过程中对患者的监测及病情观察不认真而导致的医疗事故，从事精神卫生工作的医务人员要引以为戒。此实例的经验与教训：

1. 短时间内频繁更换抗精神病药物，不利于疾病的康复及药物疗效的观察。

2. 病程短，初次发病就诊的精神异常患者，精神分裂的诊断需慎重。

3. 初治精神病患者，抗精神病药物坚持以小剂量开始的原则，并严密观察病情进展及注意药物不良反应的监测。

4. 氯氮平作为二线抗精神病药物，使用过程中应注意血压及粒细胞的监测，发现副作用尽早处理。

5. 精神科医师也要提高急诊抢救能力。

【传染科】

[实例 19] **诊疗经过：**患者，女，35 岁，因"胸闷、咳嗽、咳痰、咯血 5 天"，于 2003 年 9 月 5 日入住某市医院呼吸内科。入院诊断为继发性肺结核（浸润性）右上中，涂（无），初治并咯血。入院时检查：体温正常，一般状况尚可，无黄染症状，心肺听诊无明显异常，肝脾无肿大，肝功化验除总胆红素（TB）及直接胆红素（DB）轻度升高分别为 24.9umol/L 及 11.3umol/L 外，其余指标均正常。医院给予患者异烟肼、利福平、吡嗪酰胺、左氧氟沙星、丁胺卡那、甘利欣、氨甲环酸治疗。2003 年 9 月 24 日患

者出现发热，T38.5℃，并右上腹及剑突下疼痛，精神及食欲差，B超提示胆囊炎并结石，在抗痨治疗的同时，医院给予患者加用克林霉素、头孢哌酮、替硝唑、乳化脂肪，并请有关科室会诊。2003年9月27日患者上述症状加重，并出现恶心、频繁呕吐，再次检查肝功能示：TB38.0umol/L、DB20.8umol/L、ALT871u/L、AST782u/L，2003年10月1日医院为患者检查凝血酶原时间为78.4秒，经肝病科会诊，医院考虑为急性重型肝炎，经给予血浆、蛋白等治疗，患者病情仍无好转，并出现肝性脑病，医院将患者转ICU抢救，经多次人工肝支持治疗，终因病情严重，抢救无效，患者于2003年10月9日死亡。死亡诊断为：（1）急性药源性重度肝坏死与肾小管坏死；（2）继发性肺结核（浸润性）涂（-）。患者死亡后，经司法鉴定中心进行法医学鉴定，结论为：患者系急性弥漫性重度肝坏死与肾小管坏死导致死亡，其急性弥漫性重度肝坏死与肾小管坏死的形成考虑与抗结核药物使用有关。

争议焦点：患方认为医院对患者的病情观察不认真，有漏诊，且用药不当，病情变化时处理不到位，延误治疗抢救时间。

鉴定专家分析：

1. 医院在为患者提供医疗服务的过程中，存在医疗过失行为：对患者未采用初治结核病人标准化疗方案，且对药物毒副作用观察及肝功能监测不力，处理不及时。

2. 医院的医疗过失与患者的死亡有因果关系。

3. 医院的医疗过失对患者的死亡负有主要责任。

结论：属于一级甲等医疗事故，医院承担主要责任。

医学法学评析：本实例系药物治疗过程中对可能出现的药物副作用监测不力，处理不及时而导致的医疗事故。此实例的经验与教训：

1. 抗痨药物本身具有对肝、肾功能损伤的风险，在对病人实施抗痨治疗的同时，应认真落实对患者的知情同意权，以取得患者的理解及配合。

2. 对有胆道疾病和发现有肝功能异常的病人，在选择抗痨药物时应慎重，并进行肝、肾功能的追踪监测。

3. 治疗过程中病情恶化，出现发热、右上腹及剑突下疼痛仍未引起重视，未能及时调整治疗方案，致使病情恶化，发展为急性重度肝坏死与肾小管坏死。

[实例20] 诊疗经过：患者，男，64岁，因"咳嗽、咳痰、发热、盗汗、消瘦2月"，于2004年11月24日入住当地医院诊治。2000年患者曾因"肺结核"住该院，出院后间断服"RFP、INH"2年。此次入院后经相关检查诊断为 IV $\frac{（-）}{上0中下}$ 涂（++）进展并肺部感染。入院后医院立即给予抗感染、保肝治疗，入院当天在输注"穿虎宁"过程中患者出现过输液反应。医院向患方告知病情，经患者及其亲属同意签字后，于2004年11月29日开始给予患者 $ThDL_2$ + C + 左氧氟沙星抗痨治疗，痰涂检查连续3次呈阴性，2004年12月26日再次痰涂检查为阳性，2005年1月1日患者出现皮肤发红，医院未予特殊处理，2005年1月10日患者感喉头梗阻，1月11日检查肝功结果异常，

1月12日医院给予停用抗痨药，加强保肝治疗，1月13日患者出现"紫癜"，具体情况病历中未予描述。2005年1月15日医院将患者转入外科治疗，诊断为：（1）IV$\frac{(-)}{\text{上0中下}}$涂（+）进展并感染；（2）过敏性紫癜；（3）黄疸、肝衰原因待查；（4）营养不良、低蛋白血症。医院给予加强营养、对症支持治疗，2005年1月21日患者出现上消化道出血，1月22日出现肝性脑病，经患者亲属同意后医院于2005年1月22日将患者转入ICU病房，诊断为：（1）IV$\frac{(-)}{\text{中下}}$涂（+）复治、进展；（2）急性肝功能衰竭并上消化道出血、肝性脑病、水电解质酸碱失衡；（3）药疹；（4）褥疮。经医院给予保肝、止血、抗感染、抗肝性脑病、对症支持等积极综合治疗，患者病情仍无改善，终因多脏器功能衰竭，救治无效，于2005年2月5日死亡。

争议焦点：患方认为医院在对患者的治疗过程中用药不当，对出现药物副作用处理不及时，措施不当而导致患者的死亡。

鉴定专家分析：

1. 医院在为患者提供医疗服务的过程中，存在以下过失：

（1）患者属老年特异过敏体质，医院在治疗过程中用药过度，用药品种过多。

（2）治疗过程中患者出现药物不良反应时，医院对其严重性认识不足，观察病情欠仔细，记录不完整，处理不力。

2. 医院的过失与患者死亡有一定的因果关系。

3. 医院的过失对患者死亡负有次要责任。

结论：属于一级甲等医疗事故，医院承担次要责任。

医学法学评析——此实例的经验与教训：

1. 肺结核复治患者，应重视肝、肾功能的监测检查。

2. 对老年体弱、营养不良的肺结核患者，在抗痨治疗的同时需加强营养支持治疗，以增强患者自身免疫能力及抵抗力。

3. 治疗过程中出现的药物不良反应要及时处理。

【皮肤科】

［实例21］**诊疗经过：**患者，女，5岁，因"皮肤上起很多红色小疹子，很痒1周"，于2004年11月16日到某部队医院就诊，经相关检查后医院给予患儿曲安奈德20mg肌肉注射（注射于右臀部）、口服息斯敏和VitC片剂等治疗。经治疗后患儿皮疹逐渐好转痊愈。2005年2月中旬，患儿的家长发现其右臀部注射部位出现一绿豆大小的凹坑，至3月中旬，此凹坑增大至一分钱硬币大小，故再次带患儿到医院就诊，医院未给予特殊处理，至2005年4月，患儿右臀部凹坑已超过5角钱硬币大小，并可见凹坑内皮肤较薄，凹坑周围肌肉较硬。家长曾带患儿到几家医院咨询无结果，后到某省级医院神经外科、神经内科、皮肤科就诊，经皮损组织活检，病理诊断为：符合继发性萎缩。

争议焦点：由于医务人员医疗失误导致患儿注射部位皮肤损伤、萎缩，属于医疗事故。

鉴定专家分析：

1. 医院在为患儿提供医疗服务过程中存在过失，在诊断不明确的情况下，没有正确掌握曲安奈德的适应症、剂型及给药途径。

2. 曲安奈德的不良反应是导致患儿右臀部注射部位皮肤萎缩的主要原因。

3. 医院的上述过失与患儿右臀部注射部位皮肤萎缩之间存在因果关系。

结论：属于四级医疗事故，医院承担主要责任。

医学法学评析——此实例的经验与教训：

1. 曲安奈德作为中效外用糖皮质激素，治疗皮肤病的给药方式为局部外用。

2. 该患儿在诊断未明确的情况下使用糖皮质激素注射剂违反医疗原则。

3. 曲安奈德的不良反应是注射部位局部皮肤萎缩，因此婴幼儿禁用此药。

内科系统发生医疗事故的主要原因

1. 违反《转院、转科制度》、《会诊制度》、《接诊、输液、观察制度》、《处方管理办法》、《病历书写制度》、《护理工作制度》、《医疗机构管理条例》、《执业医师法》。

2. 违反了首诊医师负责制。

3. 忽视青壮年心血管疾病的诊断。

4. 临床思维狭窄，诊断不仔细、不全面，处理不及时。

5. 药物使用不符合医疗原则。

6. 违反药品使用说明书的规定。

7. 忽视对血糖的检测。

二、外科系统

外科系统中容易产生医疗事故的科室主要集中在普外科、骨科、肝胆外科、神经外科、胸外科、心外科、血管外科以及创伤外科。对于外科病人的处理，更多体现在正确的诊断，选择合理的治疗方式，严格按照手术操作原则进行治疗。观察病人不仔细、手术方式选择不当、术中操作失误、延误手术时机等原因常常导致医疗事故发生。

【普外科】

[实例22] **诊疗经过：**患者，男，49岁，因"腹痛伴恶心呕吐1天"，于2004年6月13日4时15分入住当地县医院内科。医院考虑"腹痛原因待查"，给予对症处理后无明显好转，经B超检查提示"肠梗阻"，医院于2004年6月13日12时50分将患者转入外科病房，经禁食、胃肠减压、抗炎支持等保守治疗后，患者病情明显好转，腹痛缓解，并有排气、排便。2004年6月26日患者再次出现腹部胀痛，伴恶心、呕吐，经保守治疗无明显好转，医院考虑有手术指征，于2004年6月27日20时在全麻下为患者行"剖腹探查术"，术中发现距结肠肝曲约20cm处的横结肠呈缩窄性生长，腔内可触及5.0cm×5.0cm大小的包块，形成梗阻，考虑为"结肠癌并梗阻"，给予行右半结

肠切除，回肠结肠吻合术，病理检查示"横结肠黏液癌"。术后医院将患者转入 ICU 病房，当时患者呈嗜睡状态，呼之能应，面色苍白，P158 次/分，R18 次/分，BP60/20mmHg，医院考虑失血性、中毒性休克，给予输血、补液、抗休克等抢救治疗，但终因抢救无效，患者于 2004 年 6 月 28 日 20 时 54 分死亡。尸检结论为：结肠恶性肿瘤，继发急性腹膜炎，导致中毒性休克死亡。

争议焦点：患方认为首先是医院误诊，其次医院采取的治疗手段不符合医疗原则，导致病人不能耐受手术打击而死亡。

鉴定专家分析：

1. 医院在为患者提供医疗服务的过程中，存在如下过失：

（1）患者因"不全性肠梗阻"入院，经保守治疗后病情有所缓解，此时医院未行进一步检查以明确梗阻原因。

（2）患者症状复发，在其病情加重，水、电解质平衡紊乱未得到充分纠正并处于休克状态时，医院为其行右半结肠切除术，术式选择不当。

2. 医院的上述过失与患者死亡有一定因果关系。

3. 医院的上述过失对患者死亡负有主要责任。

结论：属于一级甲等医疗事故，医院承担主要责任。

医学法学评析：医院术前未明确患者发生肠梗阻的原因，在患者病情加重，休克尚未纠正的情况下，选择对患者创伤较大的术式，不符合医疗原则。此实例的经验与教训：

1. 术前尽可能明确病因。

2. 外科手术既是治疗手段，同时也会给患者带来打击。在术式的选择上应该进行充分考虑和判断，避免加重患者病情，危及生命。

[实例 23] **诊疗经过：**患者，女，18 岁，因"转移性右下腹疼痛 2 天"，于 2006 年 1 月 13 日入住当地县医院外科。入院后经相关检查诊断为：急性阑尾炎并局限性腹膜炎，经相关术前准备后，医院于 2006 年 1 月 13 日在硬膜外麻醉下为患者行阑尾切除术，术中见患者的腹腔内有淡黄渗液 200ml，给予切除阑尾，术后抗感染治疗。2006 年 1 月 15 日患者出现腹胀、腹痛、腹部膨隆，B 超显示：（1）腹腔大量气体反射；（2）腹腔大量积液，医院给予行胃肠减压、禁食、补钾及补液等治疗。请上级医院会诊，2006 年 1 月 17 日患者转到市级医院，经检查诊断为：（1）阑尾切除术后；（2）急性弥漫性腹膜炎；（3）大量腹腔积液待诊；（4）肠梗阻；（5）感染性休克。经相关术前准备后，市级医院于 2006 年 1 月 18 日在全麻下为患者行剖腹探查术，所实施手术为：胃窦前壁穿孔修补术，肠粘连松解术，腹腔多发脓肿清除、腹腔引流术。术后因患者并发切口感染、消化道真菌感染、低蛋白血症，市级医院又于 2006 年 2 月 23 日在局麻下为行腹部切口Ⅱ期缝合术。术后经相关治疗，患者于 2006 年 3 月 24 日病情好转出院。

争议焦点：患方认为县医院延误患者的诊断，将胃穿孔错判为急性阑尾炎。

鉴定专家分析：

1. 县医院在为患者提供医疗服务过程中存在以下过失：

（1）对患者所患疾病诊断错误，致其原发病未能得到及时处理。

（2）术后对患者病情变化观察不仔细，未及时做相关检查。

（3）医疗文书记录欠规范。

2. 县医院的过失与患者的原发疾病被延误治疗及病情加重有因果关系。

3. 县医院的过失对患者的原发疾病被延误治疗及病情加重负有主要责任。

结论：属于四级医疗事故，医院承担主要责任。

医学法学评析：部分胃穿孔和阑尾炎的症状有相似之处，临床工作中两者容易混淆，造成误诊。此实例的经验与教训：

1. 在诊断急性阑尾炎时，应该注意鉴别胃穿孔、输尿管结石等疾病。

2. 尿常规、腹平片、诊断性腹腔穿刺等检查，有利于对阑尾炎进行鉴别诊断。

3. 临床工作中因阑尾炎而导致的医疗事故，往往发生在术前的误诊。

[实例24] **诊疗经过：**患者，女，63岁，因"左甲状腺肿瘤"，于2005年1月21日入住某市医院。入院时检查：左颈部可触及结节，无压痛，可随吞咽上下活动，双侧甲状脉Ⅱ°肿大；B超检查提示：左甲状腺实质内可见3cm×2.5cm×1.6cm回声不均团块；甲状腺部位吸碘率正常，6h，24h吸碘率低于正常；T_3、T_4、FSH均正常。诊断为：左侧甲状腺腺瘤。经相关术前准备后，医院于2005年2月1日在全麻插管下为患者行左侧甲状腺全叶切除术，术后病理检查报告为（左甲状腺）结节性甲状腺肿伴囊性变，局部见钙化灶。手术后第1天患者在ICU的病程记录中有声音嘶哑的记录，当时医院考虑是气管插管所致，在患者回到病房至出院期间的病程记录中均无对声音及吞咽情况的观察描写。术后第2天拔出引流管，术后第5天拆线出院。出院后由于发音微弱，喉痛，吞咽困难患者于2005年4月7日再次入住医院，经过一系列相关治疗，患者症状无明显改善，于2005年4月16日出院。

争议焦点：患方则认为由于医生操作失误，导致患者发生医疗损害后果，属于医疗事故；医方认为行甲状腺全叶切除术后发生喉返神经损伤，产生声音嘶哑，属于手术并发症，不属于医疗事故。

鉴定专家分析：

1. 喉返神经损伤是甲状腺全叶切除术的常见并发症，且不同个体常存在解剖变异，但某市医院在为患者施行左侧甲状腺全叶切除术过程中未注意保护喉返神经，导致喉返神经损伤，术后未仔细观察患者声音及吞咽情况，未能及时发现并积极治疗处理其喉返神经损伤，存在过失。

2. 医院的上述过失与患者病情现状有因果关系。

3. 医院的过失对患者病情现状负有次要责任。

结论：属于三级戊等医疗事故，医院承担次要责任。

医学法学评析——此实例的经验与教训：

1. 甲状腺切除过程中要高度警惕，注意保护喉返神经，避免损伤。

2. 甲状腺手术时不仅要观察和判断有无喉返神经损伤，还要在术后注意观察和记录患者声音及吞咽情况，若发现有喉返神经损伤要给予积极处理。

[实例 25] 诊疗经过：患者，女，22 岁，因"发现颈前部包块伴多食、消瘦 1 月余"，于 2005 年 5 月 27 日入住当地市医院普外科。入院后经相关检查，医院为患者确诊为 Grave's 病，给予抗甲状腺药物（他巴唑、丙基硫氧嘧啶、卢戈氏液）进行控制甲亢症状治疗。经治疗，患者的甲状腺功能各项指标恢复正常，无明显手术禁忌症，医院于 2005 年 6 月 29 日在全麻下为患者行双侧甲状腺次全切除术，手术顺利，麻醉效果良好，术中出血量约 80ml，2005 年 6 月 29 日 12 时术毕安返病房行监护治疗。手术当晚 18 时许患者出现手足抽搐，全身出汗，经医院给予镇静、补钙治疗后，患者抽搐症状得到控制，此后至 2005 年 7 月 5 日每日两次给予 10% 葡萄糖酸钙 20ml 控制抽搐症状。从 2005 年 7 月 7 日起改为每日一次静推钙剂，另加口服乐力钙 1 片，1 次/天，同时根据抽搐症状临时加用静脉推注钙剂。经过相关治疗，患者于 2005 年 7 月 11 日出院。出院后患者因出现手足麻木、张口困难、心悸、多汗等症状，医院继续给予钙剂（10% 葡萄糖酸钙 20ml 静推，1 次/2～3 天；阿尔法 D3 片 1 片口服，2 次/天；维丁钙片 3 片，抽搐时口服）进行治疗，患者的症状可以控制。

争议焦点：患方认为患者发生抽搐是由于医生在手术过程中损伤甲状旁腺所致；医方认为甲状旁腺的损伤属于术中并发症。

鉴定专家分析：

1. 医院在为患者行双侧甲状腺次全切除术过程中损伤了甲状旁腺，导致患者出现甲状旁腺功能减退，存在过失。

2. 患者目前甲状旁腺功能减退需要合理药物治疗，此状况与医院的上述过失有因果关系。

3. 医院的过失对患者甲状旁腺功能减退负有完全责任。

结论：属于三级丁等医疗事故，医院承担完全责任。

医学法学评析——此实例的经验与教训：

1. 甲状腺次全、全叶切除手术，对于二级以上医院来说不应该是难度大、复杂的术式，医院的能力和条件完全可以避免发生损害后果。

2. 手术中及时发现和处理损伤的甲状旁腺，可以避免患者术后发生甲状腺功能减退的情况。

[实例 26] 诊疗经过：患者，男，48 岁，因"发现左上臂中下段外侧无痛性包块 10 余年，伴疼痛 10 余天"，在某镇医院就诊，诊断为："粉瘤"（皮脂腺囊肿），于 2004 年 7 月 9 日 14 时 30 分在局麻下行包块切除术，术后出现桡神经损伤一系列症状，经抗炎、营养神经等治疗。2004 年 7 月 13 日 10 时 30 分转入市医院骨科，诊断为：左上臂桡神经鞘瘤切除术后并桡神经损伤。经市医院会诊，建议转省级医院治疗，2004

年 7 月 16 日患者以同样的诊断入住某部队医院。7 月 23 日在臂丛麻醉下行神经探查、吻合术。术中可见：桡神经穿过外侧肌间隔处形态变粗大、不规则，周围分界不清，以丝线简单拉拢连接。显微镜下见瘤组织主要位于束间及外膜，神经组织在此被切断。后侧尚存有少量纤维相连，神经束受压，柔顺性差。给予清理神经断端、吻合。于 2004 年 8 月 12 日出院，术后 7 个月复查：患肢神经功能恢复不满意，肌电图提示较术前有所好转。

　　鉴定时对患者进行体格检查：左前臂背外侧，手背（主要是桡侧）皮温下降，皮肤稍干燥，左腕背伸及伸拇功能障碍，指间关节稍僵硬，桡神经支配区痛，温觉迟钝。左上臂下段外侧见约 10cm 的手术瘢痕，Tine′s 症可疑。

　　争议焦点：患方认为由于医务人员误诊，导致手术中误将患者的桡神经切断。

　　鉴定专家分析：

　　1. 某镇医院在为患者提供的医疗服务过程中存在以下医疗过失：

　　（1）术前诊断错误。

　　（2）术中操作不当。

　　2. 神经鞘瘤的手术切除难度较大，手术过程中较易损伤神经。

　　3. 医院的医疗过失行为与患者的左侧桡神经损伤有直接因果关系，并负主要责任。

　　结论：属于三级丁等医疗事故，医院承担主要责任。

　　医学法学评析——此实例的经验与教训：

　　1. 皮脂腺囊肿、脂肪瘤等以包块为首发症状的疾病应与神经鞘瘤相鉴别。

　　2. 患者在手术中一直诉左手指麻木、疼痛，但仍未引起手术医生的注意，将包块当成皮脂腺囊肿切除，导致桡神经被切断。

　　［实例 27］诊疗经过：患者，男，28 岁，因"反复右上腹痛 1 年余，加重 1 月"，于 2003 年 12 月 29 日入住中医院外科，检查发现患者右上腹有 10cm×8cm 包块，肝脏有占位性病变，结合患者在县医院、某省级医院和血防站的检查情况，中医院为其诊断为右上腹包块性质待查（胰腺肿瘤可能）。经术前准备，医院于 2004 年 1 月 4 日在全麻下为患者行剖腹探查术，术中见其胰头有 10cm×12cm 大小肿瘤，与周围组织粘连，肝脏有转移灶，横结肠受压、受浸润，有近期发生肠梗阻可能，医院进行了肿瘤病检，并给予横结肠切除，升、降结肠吻合术。术中曾请家属入手术室了解肿瘤情况。术后第 4 天患者排气、排便，进流质饮食。术后第 8 天给予行腹腔灌注化疗一次，第 10 天拔引流管。术后患者体温一直波动在 37℃ ~40℃ 之间，经过相关治疗，患者于手术后 1 月余（2004 年 2 月 3 日）出院，出院时其伤口已愈合，能进饮食。患者出院后第 3 天因发现伤口上部有粪样液流出而入住州级医院，经检查诊断为"肠瘘"，1 周后患者转入某肿瘤医院治疗，经检查诊断为"结肠瘘"，肿瘤医院对患者的肿瘤标本进行病理复查结论为"腹腔内低度恶性间质瘤"，考虑肿瘤已广泛转移，无手术切除指征，医院给予保守治疗 10 天后嘱患者回家休息。

　　争议焦点：患方认为肠瘘是由于中医院的医疗过失行为所造成；医方则认为肠瘘的

发生是肿瘤患者抵抗力降低导致的并发症。

鉴定专家分析：

1. 中医院在为患者提供医疗服务过程中存在以下过失：

（1）对需要切除横结肠的手术方式未与患方充分沟通。

（2）对于横结肠部分切除，医院未能提供病理诊断的依据。

（3）术前预防及术后抗感染不力，造成患者术后腹腔感染及肠瘘。

2. 中医院的上述过失与患者的肠切除及肠瘘有直接因果关系。

3. 中医院的上述过失对患者的肠切除及肠瘘负有完全责任。

结论： 属于四级医疗事故，中医院承担完全责任。

医学法学评析： 在没有病理诊断依据和进行充分术前预防措施的前提下，医院采取横结肠切除术违反医疗原则，术后抗感染力度不够，容易发生术后感染。手术前医方未告知患方并签字同意，违反了《中华人民共和国执业医师法》第二十六条、《医疗机构管理条例》第三十三条、《医疗事故处理条例》第十一条、《病历书写基本规范》第十条的规定。此实例的经验与教训：

1. **中医院违反了告知义务。**

2. **中医院违反了肿瘤手术治疗原则。**

[实例28] 诊疗经过：患者，男，70岁，因"突发腹痛3小时"，于2006年3月3日21时入住当地县医院外科。患者在2006年3月3日晚餐后感下腹部不适，有便意，在解大便过程中突感下腹剧痛，未解出大便，自服"藿香正气水"后腹痛无缓解，且逐渐加剧。发病2小时后患者感左下腹、胃区、右下腹均疼痛，无恶心、呕吐。患者既往有慢性支气管炎、肺气肿、肺心病病史。入院时体格检查：体温36.7℃，脉搏80次/分，呼吸22次/分，血压120/70mmHg；一般情况差，急性重病容，皮肤黏膜、口唇轻度发绀，眼睑水肿，颈静脉充盈，双足水肿；腹平软，未见肠型及蠕动波，全腹均有压痛、以脐下为甚，无明显反跳痛，腹肌稍紧，叩诊呈鼓音，移动性浊音阴性，肠鸣音弱；血常规示白细胞 7.7×10^9/L，红细胞 6.04×10^{12}/L，中性粒细胞77%；胸腹部X线片示慢性支气管炎并肺气肿、肺心病，双膈下未见游离气体，腹腔未见阶梯状液面症，右回盲部肠腔积气。入院诊断为：（1）腹痛原因待查；（2）慢性支气管炎、肺气肿、肺心病。医院给予患者行抗感染、补液治疗。2006年3月4日8时患者腹痛无缓解，腹膜炎体征明显，血压下降至70/50mmHg，经相关术前治疗后，医院于2006年3月4日12时30分在硬膜外麻醉为患者行剖腹探查术，术中见患者腹腔内有大量炎性积液，肠管、大网膜水肿，色泽变紫，并附大量脓苔，肝脏呈粟粒样、质硬，乙状结肠前壁有一直径约1.5cm穿孔，穿孔处有大便外溢，医院即行乙状结肠修补、腹腔冲洗引流术，术中血压波动在70~135/40~105mmHg。术后患者处于病危状态。2006年3月4日16时11分医院给予患者洛贝林、可拉明、多巴胺等治疗，16时50分患者血压为零，呼吸浅、快，全身发绀，医院立即进行人工呼吸、心外按压等抢救，患者口、鼻腔流出大量咖啡色样物，终因抢救无效，患者于2006年3月4日17时35分死亡。死亡

原因为腹膜炎感染中毒性休克、呼吸循环衰竭。

争议焦点：患方认为由于医院的诊断、治疗失误导致患者死亡；而医方认为患者病情有其特殊性，在实际工作中要快速明确诊断较困难，且发生严重的粪性腹膜炎，死亡率高。

鉴定专家分析：

1. 患者因急性腹痛3小时入住医院外科，在诊断未明确的情况下，医院首选非手术治疗是允许的。患者入院次日上午出现腹膜炎体征，医院给予剖腹探查行乙状结肠穿孔修补及腹腔引流术符合医疗原则。

2. 医院在为患者提供医疗服务过程中存在过失：患者入院后医院对其病情观察不严密，未及时组织有经验的医生、主任会诊及研究病情，抗休克措施不力，急腹症剖腹探查时间过晚。医院的这些过失与患者死亡之间存在一定的因果关系。

3. 乙状结肠穿孔、粪性腹膜炎属于危重的外科急腹症，极易造成感染中毒性休克，死亡率较高。鉴于患者年老体弱，同时存在肺气肿、肺心病、心肺功能不全等加剧死亡的高危因素，故医院的上述过失对患者的死亡负有次要责任。

结论：属于一级甲等医疗事故，医院承担次要责任。

医学法学评析：虽然老年患者无明显诱因的乙状结肠穿孔容易漏诊，然而此实例中医院违反了《会诊制度》，未及时请上级医生对疑难病例进行会诊，治疗上抗休克措施力度不够。此实例的经验与教训：

1. 老年患者的症状往往不典型，对于疑难病例应该及时进行请示会诊。

2. 结肠穿孔常容易漏诊，粪性腹膜炎属于危重的急腹症，更应该加强观察和治疗。

[实例29] **诊疗经过：**患者，女，23岁，因"转移性右下腹痛三天余"，于2005年6月16日下午5时10分收住当地私立医院，入院检查：体温39.2℃，脉搏90次/分，呼吸20次/分，血压120/80mmHg，腹软，右下腹压痛、反跳痛明显，闭孔肌症、腰大肌症、结肠充气试验阳性，血常规：白细胞 13.9×10^9/L，中性粒细胞78.1%，B超检查报告：符合急性阑尾炎、盆腔积液。入院诊断为：急性阑尾炎。当晚8时在硬膜外麻醉下行阑尾切除术，术后诊断为急性单纯性阑尾炎，给予头孢拉啶、氧氟沙星、氨苄青霉素、能量合剂等治疗，体温及血常规复查正常，切口甲级愈合，于2005年6月23日出院。病人出院后10余天开始感腹痛、腹胀、发热，自服"阿莫西林胶囊、大山楂冲剂"等药。2005年8月16日以"阑尾切除术后2月，发现右下腹包块2周"，收住某三级医院，诊断为：右腹腔包块性质待查。2005年8月24日在全麻下行剖腹探查、粘连包块松解炎性回肠切除肠吻合术，术中探查回盲部无异常发现。术后诊断为：右下腹回肠末段及大网膜、腹壁炎性包块，并经病理检查证实。2005年9月4日治愈出院。

争议焦点：患方认为因医院手术失误致使患者进行第二次手术治疗。

鉴定专家分析：

1. 私立医院在为患者提供医疗服务，施行阑尾切除术过程中，存在探查不仔细、处理不彻底的过失。

2. 患者腹腔内包块的形成与医院提供的医疗服务有直接因果关系，并且医院负主要责任。

结论：属于四级医疗事故，医院承担主要责任。

医学法学评析——此实例的经验与教训：

阑尾切除属于小手术，但若手术操作不仔细，处理不彻底，容易发生术后出血、回盲部炎性包块等医疗损害。

[实例30] 诊疗经过：患者，男，53 岁，因"右腰部外伤疼痛，活动受限 6 小时"，于 2005 年 5 月 24 日以"腹部闭合性损伤肝破裂并失血性休克"收住当地医院。入院后体格检查：体温 37.7℃、血压 100/50mmHg，急性失血貌，右中上腹压痛，轻度肌卫，移动性浊音阳性，血红蛋白 61 克/升，B 超检查：肝破裂，腹腔内积血。当日在全麻插管下行剖腹探查术。术中发现腹腔内积血 2500ml，肝脏右膈面裂伤，呈"H"形，深约 0.5~2.0cm，可见活动性出血。在经明胶海绵填入，行肝破裂修补术和腹腔引流术。术后经抗感染、抗休克治疗，病情好转，血红蛋白逐渐回升。5 月 31 日拔出腹腔引流管。6 月 6 日患者出现上腹部胀痛、胸闷，医务人员考虑进食过多所致，给予观察及对症处理。6 月 7 日手术后第 14 天患者体温升高至 38℃。复查胸部 X 片提示右侧肋膈呈片状昏暗影。6 月 9 日患者入厕后跌倒，当即昏迷、抽搐、叹气样呼吸、心跳停止，未给予配血及输血，经抢救无效死亡。

尸检结果：腹腔内积血约 4000ml，肝脏右叶内上缘有 500 克凝血块，去除凝血块后见肝脏右叶上缘有一长 18cm 的创口，深达肝实质中部，创口周围组织坏死，肝脏右叶内下缘有一长 7cm 的缝合创口，内有明胶状填充物，缝合线紧密牢固，未见出血。

争议焦点：患者认为由于医院观察病情不仔细、抢救不及时，导致患者死亡；医方则认为患者死于肝破裂，系外伤所致，医院已经尽力实施了抢救，不属于医疗事故。

鉴定专家分析：

1. 医院为患者实施肝破裂修补术的整个过程及时，方法正确有效。

2. 根据尸检结果，患者延迟性肝破裂与患者所受外伤有直接关系。

3. 医院对患者肝破裂手术后观察病情不仔细，特别是对中央型肝破裂的认识不足，虽考虑患者有术后出血可能，但未及时给予复查 B 超及血常规，且患者发生延迟性肝破裂发生后，未采取积极有效的抢救措施，与患者的死亡有因果关系并负主要责任。

结论：属于一级甲等医疗事故，医院承担主要责任。

医学法学评析：实质脏器的破裂分为两种类型：中央型和周围型。中央型破裂常发生延迟性破裂出血，体格检查和血常规、B 超、诊断性腹腔穿刺检查能早期发现出血情况。此实例的经验与教训：

1. 实质器官损伤后或破裂实质器官经修补术后要警惕发生延迟性出血。

2. 术后观察病人要仔细，术后有体温升高等异常情况应该及时查找原因，给予相应检查和治疗。

【骨外科】

[实例31] **诊疗经过**：患者，男，37岁，2003年9月1日约12时因"车祸致左髋部受伤流血、疼痛、肿胀"，经县医院紧急输液、输血、纱布填塞伤口等处理后约6小时，于2003年9月1日18时左右转入某市医院。入院检查：脉搏90次/分，呼吸20次/分，体温36.4℃，血压100/72mmHg，面色苍白，痛苦病容。专科情况：左髋部广泛青紫肿胀，左腹股沟区有一长约14cm横形皮肤软组织裂伤，创口出血多、内有纱布填塞、污染重，左髂骨压痛、可触及骨擦感，左髋关节活动受限，肢端感觉减退，足背伸活动障碍。X线片显示左髂骨粉碎性骨折并移位。入院诊断：（1）左腹股沟皮肤组织挫裂伤；（2）左髂骨骨折；（3）创伤性失血性休克；（4）左坐骨神经损伤。入院后医院在硬膜外麻醉下急诊为患者行清创探查术，术中发现患者骨折完全移位，骨断端出血多，医院采用内固定术予以复位止血。探查见：缝匠肌、股直肌、内收肌严重挫伤断裂，部分坏死，医院给予清创放置引流缝合片后，伤口结束手术。术后第二天患者的伤口即出现红肿，逐渐有脓性分泌物，体温波动于37℃～39℃之间，虽经换药及抗感染处理，但严重感染难以控制。住院15天，患者于2003年9月15日转省级院继续治疗。医院以髂骨骨折术后，髂窝脓肿，足背继发性脓肿收患者住院，并于2003年9月16日为患者行左髂窝脓肿切开引流，内固定物取除术；9月27日行足背脓肿切开引流术。术后经相关治疗，患者于2003年9月30日自动要求出院转到当地卫生院继续抗感染、换药治疗。

争议焦点：患方认为医方的医疗过失行为导致患者发生左髂窝脓肿的原因。

鉴定专家分析：

1. 市医院在为患者提供医疗服务的过程中存在过失：

查阅患者原始病历资料，无髂骨翼开放性骨折的记录，但医院在污染严重的伤口附近为患者行闭合性髂骨翼骨折切开复位、内固定术，手术适应症选择不当。

2. 市医院的医疗过失与患者骨折部位的感染有因果关系，与患者目前存在的左下肢功能障碍无直接因果关系。

3. 市医院的上述过失对医疗的损害后果负有主要责任。

结论：属于四级医疗事故，市医院承担主要责任。

医学法学评析——此实例的经验与教训：

不应该在污染严重的伤口附近行闭合性髂骨翼骨折切开复位、内固定术。

[实例32] **诊疗经过**：患者，男，58岁，因"骑自行车跌倒，伤及右髋部，出现右髋部及大腿肿胀、疼痛、畸形、活动受限3小时"，于1996年12月9日到当地县医院就诊，经医院给予摄X线片报告：右下肢股骨近端骨折，而入住骨外科。入院时检查：生命征平稳。急性痛苦面容，右臀部及大腿部肿胀、畸形、触压痛，不能站立行走。门诊X线片报告：右下肢股骨近端骨折，初步诊断为：右股骨解剖颈骨折。医院拟为患者行切开复位，鹅头针内固定术。经患者亲属签字同意后，医院于1996年12月

10 日为患者实施手术，术中发现其转子部呈粉碎性骨折，且转子部纵形劈裂，无法用鹅头针作固定，故临时改用钢丝捆扎，螺丝钉固定，并行右股骨髁上部牵引术，牵引重量 8kg。术后给予抗炎、对症治疗，并持续骨牵引。1997 年 1 月 6 日患者要求拔出牵引针，经劝说无效，患者签署"今后发生错位自己负责"后，医院给予拔除牵引针，之后继续给予抗炎及对症治疗，患者于 1997 年 1 月 15 日出院，到院外治疗。

争议焦点：患方认为医疗过失行为导致患者左下肢短缩、外旋畸形；医方认为患者发生左下肢短缩、外旋畸形是由于患者自己要求过早拔出牵引针所致，医院已经告知患者拔出牵引针的后果，该医疗损害应该由患者本人承担。

鉴定专家分析：

1. 医院在为患者提供医疗服务的过程中存在过失：术前诊断名称不准确，手术准备不完善，造成内固定不牢靠。

2. 因患者骨折粉碎严重，手术未能达到牢固固定，术后采用牵引的补救措施是正确的，但牵引治疗无观察记录。医院的上述过失与患者病情现状有一定的因果关系。

3. 股骨髁上牵引治疗至第 28 天时，因患者再三要求拔针撤除牵引（签字为证）而停止牵引，是造成患者左下肢短缩、外旋畸形的主要原因，医院的上述过失对患者左下肢短缩、外旋畸形现状负有次要责任。

结论：属于三级丙等医疗事故，医院承担次要责任。

医学法学评析：正确的诊断对于选择治疗方式具有重大意义，该患者术前诊断不准确，致使手术准备不完善，术中采用的内固定欠妥，手术未能到达牢靠固定。提早拔出牵引针易造成骨折移位，医院已经履行了告知义务，并由患者签字认可自己承担责任。

此实例的经验与教训：

对骨折患者的正确诊断非常重要，选择合理的手术方式以及术中牢靠的固定是手术成功的关键。

[实例 33] **诊疗经过：**患者，男，22 岁。因"车祸致右小腿疼痛、流血、不能站立 2 小时"，于 2000 年 11 月 10 日 22 时 30 分入住当地私立医院。入院检查：生命征平稳，痛苦病容；右小腿肿胀、畸形、可触及骨擦感，胫前有一长约 3.5cm 创口，可见骨折端、出血；右足跟有一长约 3cm 创口、深达肌层；右足背动脉搏动正常。X 线片示右胫、腓骨粉碎性骨折。初步诊断：右胫、腓骨开放性粉碎性骨折。医院于 2000 年 11 月 10 日 24 时为患者行清创、骨折切开复位内固定、小腿减张术。术后给予石膏托固定及抗感染、对症支持治疗。在伤口第一次换药时见约 0.5cm 大小钢板暴露。2000 年 12 月 3 日医院为患者行减张切口植皮术，2000 年 12 月 13 日患者出院。出院后长期门诊换药。因患处扩大并有一枚螺钉脱落，患者于 2001 年 6 月 9 日第二次入住该私立医院，入院检查：右小腿左右两条长约 12cm 疤痕，胫骨远端钢板外露，少许淡黄色分泌物。2001 年 6 月 21 日医院为患者行内固定物取出术，并予石膏托固定，术后部分骨质外露。2001 年 7 月 12 日患者出院，出院后伤口未愈合，流脓，骨质外露。2004 年 6 月 23 日患者第三次入住该私立医院，入院检查：右小腿畸形，有约 0.5cm 范围皮肤溃

疡，溃疡中部有约 0.3cm×1.0cm 的骨质外露，有脓性分泌物，X 线片示右胫骨骨髓炎。2004 年 6 月 25 日医院为患者行右胫骨骨髓炎病灶清除术，术中摘除约 0.5cm×4cm 死骨一块，术后给予抗感染治疗。2004 年 7 月 27 日患者自动出院。

争议焦点：患方认为患者的右小腿畸形及功能障碍是由于医院提供的医疗行为所导致；医方则认为是患者自身外伤所致。

鉴定专家分析：

1. 医院在为患者提供医疗服务过程中存在如下过失：

（1）早期发现内固定部分外露时，未采取积极措施，导致感染加重。

（2）感染导致内固定松动，骨折延迟、畸形愈合。

2. 医院上述过失与患者目前右小腿轻度畸形及功能障碍有一定因果关系。

3. 患者因受伤致右胫、腓骨开放性、粉碎性骨折，创伤严重，伤口严重污染。医院对患者目前损害承担次要责任。

结论：属于三级戊等医疗事故，医院承担次要责任。

医学法学评析——此实例的经验与教训：

发现骨折患者术后内固定材料外露时，应该采取积极处理措施，避免发生感染。

[实例 34] **诊疗经过：**患者，男，50 岁，因"车祸伤致头、颜面部、右股部、右肘部多处疼痛伴流血 1 小时"，于 2004 年 5 月 17 日下午 6 时左右入住当地三级综合医院神经外科。入院后经体格检查及 X 线片等检查诊断为：（1）头部外伤，额枕部头皮裂伤；（2）右下睑颜面部严重贯通口腔裂伤；（3）右股骨中段粉碎性骨折；（4）右股部、右肘部挫伤。医院立即对患者进行抢救治疗，经骨科会诊后给予右胫骨结节牵引治疗。在头面部外伤治疗平稳后，医院于 2004 年 5 月 25 日将患者转入骨科住院治疗。经完善术前准备后，医院于 2004 年 5 月 31 日为患者行右股骨中段粉碎性骨折切开复位钢板内固定术，术后切口愈合折线，其间行右下肢 CPM 功能锻炼。经过相关治疗，患者于 2004 年 6 月 29 日病情好转出院。出院医嘱每月复查 X 线片，3 月内患肢严禁负重，继续右膝和右肩、肘关节功能锻炼。出院后，患者于 2004 年 8 月 30 日到当地中医院摄 X 线片显示：右股骨上端第 2 颗螺钉折断，第 1 颗螺钉外移 0.3cm。2004 年 10 月 13 日到综合医院摄 X 线片显示：右股骨上方第 1 颗螺钉断裂，第 2 颗螺钉有松脱征象。2005 年 1 月 11 日再到中医院摄 X 线片显示：右股骨骨折远端向外侧移位 2cm，骨轴前凸后凹，近端第 2、3 颗螺钉折断并分离移位，可见大量骨痂生长。2005 年 3 月 31 日到综合医院摄 X 线片显示：右股骨断端对位约 1/2，骨痂形成期，上段第 2、3 颗螺钉断裂开，第 1、4 颗螺钉有松脱征象。

争议焦点：患方认为医院的医疗行为造成患者目前的病情现状；医方认为患者的病情现状是由于患者自己造成的。

鉴定专家分析：

1. 三级综合医院在为患者提供医疗服务过程中存在以下过失：

（1）患者出院后于 2004 年 8 月 30 日摄 X 线片时即发现其内固定钢板远端 1 颗螺钉

折断，另1颗螺钉松动，至2005年1月11日（出院6月余）其骨折端已明显移位，其间有4月余时间未见医院对患者的诊治记录。

（2）医院未对患者的病情变化采取积极有效的措施以防止损害进一步扩大。

2. 医院的上述过失与患者病情现状之间存在一定的因果关系。

3. 医院的上述过失对患者的病情现状负有主要责任。

结论：属于三级戊等医疗事故，医院承担主要责任。

医学法学评析——此实例的经验与教训：

1. 发现内固定材料钢板、螺钉等出现异常情况时，应及时检查和采取补救措施，防止骨折端移位或再次断裂。

2. 骨折患者术后应及时跟踪随访，尤其是骨折端尚不稳定，内固定未拆除前。

[实例35] 诊疗经过：患者，男，42岁，因"车祸致右大腿畸形、肿胀、功能障碍，多处皮肌裂伤2小时"，于2003年11月6日入住当地县医院。入院后经相关检查诊断为：右股骨干骨折，右足背皮肌裂伤，全身多处软组织挫伤。经相关术前准备后，医院于2003年11月13日为患者行右股骨骨折切开复位钢板内固定术，术后第1日拟行石膏外固定，但患者因活动不便而拒绝接受，伤口愈合后于2003年12月7日离院（2003年12月25日办理出院手续）。2003年12月26日患者在市医院摄X线片检查结果报告：右股骨中下段粉碎骨折，六孔加压钢板内固定术后，骨折端向前、向内成角二十多度，近端第一颗螺钉断裂。2003年12月27日患者以右大腿骨折钢板内固定后疼痛，活动受限51天入住某部队医院，经相关检查后，医院给予患者进行石膏外固定及药物治疗，经治疗后患者于2004年5月19日出院。出院后患者又于2005年11月25日到北京某医院就诊，诊断为：右股骨干骨折畸形愈合，膝关节僵直。2006年8月22日患者在某部队医院摄X线片检查提示骨折已完全愈合。

争议焦点：患方认为患者右股骨干畸形愈合是由于医疗过失行为造成；医方则认为患者的右股骨干畸形愈合是患者拒绝接受外固定治疗导致。

鉴定专家分析：

1. 当地县医院在为患者诊治过程中，所使用内固定材料选择不当，术后未及时辅助相应外固定，存在过失。

2. 某部队医院在为患者提供医疗服务过程中未违反医疗原则及诊疗常规。

3. 患者右股骨干畸形愈合与治疗过程中过早活动相关，县医院的上述过失与患者右股骨干骨折畸形愈合有一定的因果关系，某部队医院所提供的医疗服务与患者右股骨干骨折畸形愈合无因果关系。

4. 县医院的上述过失对患者右股骨干骨折畸形愈合负有次要责任。某部队医院对患者右股骨干骨折畸形愈合无责任。

结论：属于四级医疗事故，县医院承担次要责任。

医学法学评析——此实例的经验与教训：

1. 选择恰当和优质的内固定材料是治疗骨折的先决条件。

2. 按照骨科治疗原则，内固定完成后应该根据实际情况及时采用相应外固定。在充分告知外固定必要性后，若患者拒绝接受外固定治疗时，应该让患方签署知情同意书。

[实例36] 诊疗经过：患者，男，17岁，2002年11月1日因"右腿外伤致右胫骨中下段骨折"入住当地县医院外科，经相关术前准备，医院于2002年11月5日在硬膜外麻醉下为患者行右胫骨骨折切开复位内固定术，术中因无法置入带锁髓内针而改用钢板固定。术后因肌腱外露，伤口未愈合，医院于2002年11月22日再次为患者行右胫骨钢板取除，外支架固定术。术后经相关治疗，患者于2002年12月11日出院，出院时切口仍有分泌物不断渗出，故每天到医院行换药治疗。2003年7月28日患者以右胫骨骨折术后感染入住省级某医院，该院于2003年7月31日为患者行右胫骨骨折术后感染清创密闭负压引流术。2003年8月14日为患者行右侧胫骨腓肠神经皮瓣转移术，术后经相关治疗，患者于2003年8月27日出院，出院时伤口为Ⅱ/乙愈合。2004年3月5日患者以右胫骨骨折术后感染不愈合，死骨形成再次入住省级医院，该院于2004年3月5日为患者行右胫骨慢性骨髓炎清创引流术，术后伤口为Ⅱ/甲愈合，患者于3月16日出院。2005年3月1日患者以右胫骨中段骨不连并缺损第三次入住省级医院，该院于2005年3月4日为患者行右胫骨中段钙化骨清除并植骨术，术后经相关治疗，患者伤口愈合好，于2005年3月14日出院。

争议焦点：患方认为由于手术失误导致患者发生右胫骨骨髓炎。

鉴定专家分析：

1. 县医院在为患者提供医疗服务过程中存在过失：手术适应症选择过宽，手术操作不熟练，创面暴露时间过长并有金属磨屑异物存留，导致术后创口感染，皮肤缺损，内固定外露及多次手术，造成约10度成角畸形的骨愈合不良。

2. 医院的上述过失与患者右下肢病情现状有因果关系。

3. 医院的上述过失对患者右下肢病情现状负有主要责任。

结论：属于四级医疗事故，医院承担主要责任。

医学法学评析——此实例的经验与教训：

手术操作不熟练、创面暴露时间太长以及金属磨屑等异物存留，容易导致创口感染。

[实例37] 诊疗经过：患者，男，28岁，因车祸伤于2004年12月8日急诊入住某市医院。经过相关检查后医院为其诊断为：（1）左股骨中段粉碎性骨折；（2）右锁骨骨折。经过相关术前准备，医院于2004年12月11日在全麻下为患者行右锁骨骨折切开复位克氏针固定术及左股骨骨折切开复位AO钢板内固定术。因经济困难，患者于2004年12月18日（术后7天）提出出院要求，医院不予同意，但经医院劝说无效，患者于2004年12月19日签字执意出院。出院时患者左下肢未加外固定，医院嘱其患肢制动定期返院复查。患者出院后未与医院联系，直到2005年5月16日在另外一家医

院摄 X 线片发现内固定螺丝钉断裂，患者才于 2005 年 5 月 19 日到市医院摄 X 线片检查，诊断为左股骨中段陈旧性骨折，断端成角，上断端有 2 颗螺丝钉断裂。司法鉴定证实患者左下肢短缩 3cm，左大腿严重畸形。

争议焦点：患方认为医院未采取外固定措施以及出院医嘱交代不仔细，违反告知注意义务，最终出现畸形愈合和螺丝钉断裂的情况；医方则认为内固定螺丝钉断裂和骨折畸形愈合是由于患者执意要求出院，过早活动所致。

鉴定专家分析：

1. 患者于 2004 年 12 月 8 日所受外伤系高能量损伤，导致左股骨干粉碎骨折和右锁骨骨折。

2. 市医院为患者所行左股骨干粉碎骨折切开复位钢板内固定术及右锁骨切开复位克氏针内固定术符合医疗原则，但术后未予及时摄 X 线片复查，无法判断患者左股骨内固定是否牢靠；在患者出院时，医院对患肢制动及护理措施交代不清，存在过失，这些过失与患者术后发生内固定有 2 颗螺丝钉断裂，骨折畸形愈合，伤肢短缩有一定的因果关系。

3. 患者目前病情现状与其所受高能量损伤及执意过早出院有关，也与术后制动、护理失当有一定的因果关系。

4. 市医院的上述过失对患者的病情现状负有次要责任。

结论：属于三级戊等医疗事故，医院承担次要责任。

医学法学评析：骨折患者实施内固定术后或者出院前应及时复查 X 线片，了解内固定是否牢靠以及骨折端对位、对线是否良好。患者出院前未进行详细的口头或书面交代出院医嘱，而导致患者产生医疗损害，违反了骨折术后出院注意事项的规定。此实例的经验与教训：

1. 骨折术后病人要及时复查 X 线片，尤其对于出院前的病人，必须了解内固定是否牢靠以及骨折端对位、对线是否良好。

2. 出院注意事项很重要，向患者交代病情要详细，并且留下书面签字依据，以备将来可以举证。

[实例38] **诊疗经过：**患者，男，31 岁，因"被重物砸伤左足 3 小时余"，于 2005 年 1 月 31 日 14 时以：（1）左足砸伤；（2）左跟骨、距骨开放粉碎性骨折，左踝关节脱位；（3）创伤性休克入住某部队医院急诊科。医院于当日 20 时为患者行清创、手法复位、克氏针内固定术，并给予石膏托固定制动。术后经相关治疗后，患者于 2005 年 2 月 21 日出院。2005 年 5 月 18 日患者因左踝及左膝关节肿胀、疼痛、活动受限 3 月余，以左侧胫骨髁间嵴撕脱骨折，后交叉韧带损伤，左跟骨陈旧性骨折再次入住某部队医院。2005 年 6 月 3 日医院以左膝髁间嵴骨折将患者转入骨科，经相关检查及术前准备后，医院于 2005 年 6 月 8 日为患者行左膝后交叉韧带修复张力带内固定术，术后患者恢复顺利，切口愈合好，于 2005 年 6 月 22 日出院。

争议焦点：患方认为患者的膝关节及左踝功能障碍是由于医院提供的医疗服务所

造成。

鉴定专家分析：

1. 患者于 2005 年 1~2 月第一次入住医院诊治过程中，医院对其左踝部及左膝关节损伤的诊断处理未违反医疗原则和诊疗规范。

2. 患者于 2005 年 5~6 月第二次入住医院诊治过程中，医院对其陈旧性左膝后交叉韧带损伤的诊断无客观体征记录，对手术指征缺乏全面考虑，使患者遭受了不必要的再次手术，存在过失，对此某部队医院负有轻微责任。

3. 患者目前左膝关节及左踝足部功能障碍系由于其本身所受严重的原发损伤所致，与医院所提供的医疗服务无因果关系。

结论：属于四级医疗事故，医院承担轻微责任。

医学法学评析——此实例的经验与教训：

1. 术前诊断必须要有充分客观依据。

2. 选择手术治疗时须有明确的手术指征。

[实例 39] **诊疗经过：**患者，男，20 岁，因"胸部及左上臂刀刺伤半小时"，于 2005 年 9 月 20 日入住当地医院外科，经检查诊断为：（1）创伤失血性休克；（2）左胸及左上臂皮肤肌腱裂伤；（3）左上肢神经血管裂断伤。医院给予抗休克治疗，并为患者行左上肢清创缝合及血管、神经、肌肉探查吻合术。术后第 2 天（9 月 22 日），患者左上臂前内侧出现一大小约 3cm×3cm×4cm 的包块，包块质硬、张力高、触痛明显，时有动脉搏动感，左上肢末梢循环、运动、感觉无异常，医院考虑假性动脉瘤或血肿可能，给予观察。2005 年 9 月 26 日患者到上级医院检查，诊断：（1）左上臂假性动脉瘤；（2）左上肢神经损伤，曾建议住院治疗。2005 年 9 月 27 日患者又入住当地医院，医院诊断为：左上臂血肿，建议继续观察治疗，2005 年 10 月 2 日医院发现患者私自到院外包中草药，即进行了劝阻，2005 年 10 月 4 日医院发现患者左上臂肿胀，左手伸腕伸拇指活动不能，有桡神经损伤表现。经相关术前准备后，医院于 2005 年 10 月 8 日为患者进行了左上臂包块切开探查、血管吻合术，术后出现切口感染，医院给予清创及抗感染治疗，患者伤口愈合，但仍有左手伸腕伸拇指功能障碍。

争议焦点：患方认为医院在手术治疗过程中探查不仔细，遗漏假性动脉瘤的诊断，对神经损伤未给予正确治疗；医方认为患者的假性动脉瘤的形成以及臂丛神经损伤导致的左手伸腕伸拇指功能障碍与外伤有关，不属于医疗事故。

鉴定专家分析：

1. 当地医院为患者进行第一次手术治疗时，为抢救休克，在控制住大出血前提下酌情延迟手术符合医疗原则。

2. 医院对患者所做假性动脉瘤诊断明确，此病手术条件要求较高，属择期手术，医院对手术时机的选择符合医疗原则。

3. 医院在为患者提供医疗服务过程中存在过失：对患者所受损伤的复杂程度和臂丛神经损伤认识不足，观察不仔细，处理不够及时。

4. 患者左上臂形成假性动脉瘤为外伤所致，在血管壁不完全受损又无活动性出血情况下术中不易发现，术后随血压上升、肢体运动恢复，血管内膜破裂可发生迟发性出血，形成假性动脉瘤。患者左臂丛神经损伤与刀伤有关。医院的上述过失与患者左上臂假性动脉瘤的形成及左臂丛神经损伤也有一定的因果关系。

5. 医院的上述过失对患者的病情现状负有次要责任。

结论：属于三级丁等医疗事故，医院承担次要责任。

医学法学评析——此实例的经验与教训：

虽然患者左臂丛神经损伤和假性动脉瘤的形成与刀伤有关，但是由于术中医生对伤情的复杂性以及臂丛神经损伤缺乏正确判断和处理，致使患者再次接受手术治疗并遗留左手伸腕伸拇指功能障碍。

[实例40] **诊疗经过：**患者，男，47岁，因"车祸致伤左下肢"，于2004年7月20日入住当地县医院。经检查诊断为：（1）左股骨中段开放性粉碎性骨折；（2）左胫骨平台骨折；（3）左手第4、5掌骨骨折。医院于2004年7月20日为患者行左股骨中段骨折的清创、切开复位内固定术，术后经过相关治疗，患者于2004年8月20日出院。2004年9月2日患者复诊时发现左股骨颈骨折，9月16日患者到某部队医院就诊住院，入院诊断：（1）左股骨颈陈旧性骨折；（2）左股骨外踝骨折；（3）左股骨中段骨折术后。经相关术前准备，某部队医院于2004年9月23日为患者行左股骨颈、股骨外踝陈旧性骨折切开复位内固定术，术后经相关治疗，患者于2004年10月8日出院。

争议焦点：患方认为县医院工作不认真，漏诊患者左股骨颈骨折，属于医疗事故。

鉴定专家分析：

1. 县医院在为患者提供医疗服务过程中存在如下过失：

（1）医院对患者左股骨颈骨折漏诊。

（2）由于患者病情复杂，医院对其左膝部骨折的损伤认识不足。

（3）医院对患者左第4、5掌骨骨折未做适当处理。

2. 县医院的上述过失与患者的病情现状有一定的因果关系。

3. 县医院的上述过失对患者病情现状负有次要责任。

结论：属于三级丙等医疗事故，医院承担次要责任。

医学法学评析——此实例的经验与教训：

车祸、高空坠落等意外伤害容易导致复合伤，临床医生对这类患者进行检查时更应该全面、仔细，避免漏诊、漏治。

[实例41] **诊疗经过：**患者，男，17岁，因"左小腿上段外侧锐器伤半小时"，于2003年6月27日12时40分入住当地某市医院创伤烧伤科。入院时检查：左小腿上段外侧可见长约10cm的斜形伤口，伤口有鲜血流出，局部肿胀明显，并有压痛，踝关节不能背伸及跖屈，足趾伸屈功能欠佳。入院诊断：左小腿上段外侧刀伤（左腓总神经损伤?）。医院于当日13时30分急诊为患者行左小腿上段外侧清创缝合术，术中发现其

胫前肌 2/3，趾长伸肌 2/3，长伸肌 1/2 断离，医院给予缝合及安置引流片，术后石膏托制动，并给予抗炎、止血治疗。2003 年 6 月 28 日 8 时患者诉左下肢胀痛，医院给予拆除患肢绷带，见患者左小腿明显肿胀，张力高，有少量张力性水泡，左足背感觉减退，足背动脉搏动良好，2003 年 6 月 28 日 21 时医院发现患者左下肢张力仍进一步增高，左足感觉减退区域扩大，足背动脉搏动减弱，考虑有骨筋膜室综合征，于 6 月 28 日 21 时 30 分为患者行左小腿内、外侧切开减压术，术后患者左下肢肿胀逐渐消退，左足部感觉仍减退，足背动脉搏动良好，体温基本正常，减张伤口渗血较多，2003 年 7 月 6 日患者亲属要求转上级医院治疗，于当日因左小腿刀伤伴疼痛，肢端感觉丧失 9 天入住某部队医院。入院后经检查诊断为：（1）左小腿骨筋膜室综合征，（2）左小腿刀伤并感染，左腓总神经损伤，先后进行过 5 次手术治疗。

争议焦点：患方认为由于医院的错误治疗导致患者左小腿发生骨筋膜室综合征，导致小腿肌肉坏死萎缩。

鉴定专家分析：

1. 某市医院在为患者提供医疗服务过程中存在过失：清创术中未进行相关血管神经的探查，术后对骨筋膜室综合征早期表现认识不足，错过了切开减压的最佳时机，导致患者左小腿肌肉出现不可逆转的缺血坏死。

2. 医院的上述过失与患者左小腿肌肉大部分坏死萎缩，功能大部分丧失有直接因果关系。

3. 医院的上述过失对患者左小腿肌肉大部分坏死萎缩，功能大部分丧失负有主要责任。

结论：属于三级丙等医疗事故，医院承担主要责任。

医学法学评析：骨科治疗中因对骨筋膜室综合征认识不足，处理不及时，导致医疗损害的实例非常多见，应该引起广大医务工作者，尤其是基层、年轻医务人员的高度重视。此实例的经验与教训：

1. 在对刀刺伤进行清创缝合时，要注意探查、判断神经受伤情况。

2. 加强骨筋膜室综合征临床表现的学习和认识，尤其是早期临床表现。治疗四肢骨科疾病时应高度警惕发生骨筋膜室综合征，一旦确诊需要尽早给予切开减压处理。

[实例 42] **诊疗经过：**患者，女，41 岁，因"右膝关节反复疼痛 1 年余"，于 2005 年 5 月 18 日到某卫生院诊治，卫生院为患者行右膝关节局部封闭治疗，5 月 21 日患者因右膝关节肿痛再次到卫生院就诊，之后又于 2005 年 6 月 13 日到市医院诊治。经相关检查后，医院给予抗感染治疗，患者右膝关节仍肿痛，经进一步诊断为右膝关节化脓性关节炎，医院给予继续加强抗感染及右膝关节穿刺冲洗治疗，患者右膝关节仍疼痛，医院于 2005 年 6 月 23 日为患者行右膝关节切开引流术，术后行持续灌注冲洗，于术后 10 日拔除引流管，在此期间，给予抗炎治疗及换药处理，患者于 2005 年 11 月 2 日伤口愈合出院。

争议焦点：患方认为患者发生右膝关节化脓性关节炎以及目前膝关节功能障碍是卫

生院医疗过失造成。

鉴定专家分析：

1. 卫生院在为患者提供医疗服务中存在过失：在右膝疼痛原因不明确的情况下为其采取局部封闭治疗，这可能是导致患者右膝关节感染、功能障碍的原因之一。

2. 市医院为患者所提供的医疗服务无过失。

3. 患者右膝关节功能障碍与卫生院的上述过失有一定的因果关系，也与患者配合膝关节功能锻炼程度不够有因果关系。

4. 市医院所提供的医疗服务与患者右膝关节功能障碍无因果关系。

5. 卫生院的上述过失对患者病情现状负有轻微责任。

结论：属于三级丙等医疗事故，卫生院承担轻微责任。

医学法学评析——此实例的经验与教训：

局部封闭治疗时若无菌操作不当，容易导致局部组织的感染，此类医疗事故多发生于进行膝关节等部位封闭治疗的基层医疗单位或私人诊所。

[实例43] 诊疗经过：患者，女，55岁，因"双下肢麻木，无力2月余"，于2002年7月8日以胸腰段脊髓病变性质待查入住某医院骨科。入院时检查：患者跛行步入病房，棘突无压痛，双侧肋弓下缘平面以下感觉障碍，痛觉减退，右侧较明显，上、中、下腹壁反射较弱，双下肢巴氏症、戈登氏症、奥本海姆症阳性，右侧膝腱反射亢进，双侧髌、踝阵挛阳性，左下肢肌力 IV^+，右下肢肌力 III^+。2002年7月11日医院为患者行椎管造影，检查结果显示：胸8、9椎管内肿瘤。经相关术前准备后，医院于2002年7月16日为患者行胸8、9椎管内占位病变切除术，术后患者出现进行性瘫痪，外院MRI检查结果示：（1）颈4、5椎间盘轻度突出；（2）胸8水平段脊髓内肿块性占位病变。2002年10月9日医院又请上级医院专家再次为患者手术，术中切除胸7、8椎板，于胸8椎板下发现肿瘤并予以大部分切除，胸9、10为原手术疤痕组织。术后病检报告为：（胸8、9椎管内）脑膜瘤（混合型）。第2次术后至今，患者瘫痪情况无恢复。

争议焦点：患方认为患者跛行步入病房，经医院治疗后发生瘫痪，属于医疗事故；医方认为瘫痪的发生是由于患者自身疾病发展的结果。

鉴定专家分析：

1. 医院在为患者提供医疗服务过程中存在过失：

（1）术前检查不完善，术前诊断不明确。

（2）手术定位错误，未能切除肿瘤。

（3）患者术后发生瘫痪加重，医院未及时寻找原因加以处理。

2. 医院的上述过失与患者的病情现状有一定的因果关系。

3. 医院的上述过失对患者的病情现状负有主要责任。

结论：属于二级丙等医疗事故，医院承担主要责任。

医学法学评析：由于术前检查不完善，导致对疾病的诊断和手术定位发生错误，致使患者术后瘫痪未恢复。此实例的经验与教训：

1. 术前检查必须充分仔细，对疾病的诊断尽可能明确。
2. 手术部位的选择要准确。
3. 术后发现有异常情况时要及时寻找原因加以处理。

[实例44] 诊疗经过：患者，女，20岁，2003年8月18日2时许因"车祸致头、胸、背部受伤"，由某县医院到现场抢救并将患者接入该院外一科治疗。入院时检查：呼之不应，嗜睡，双下肢无畸形，肌力无法检测，病理征（可疑）。摄片显示：左肩胛骨粉碎骨折，肺挫伤可能。诊断为左肩胛骨粉碎骨折，头皮裂伤。医院给予患者行包扎、脱水、止血等对症等治疗。2003年8月18日9时医院发现其双下肢不能活动，即由120急救中心转送到省级某医院诊治。医院经相关检查后对患者诊断为：（1）腰2、3、4椎体粉碎骨折并脊髓横断性截瘫；（2）闭合性胸外伤，胸骨骨折，双侧创伤性湿肺并少量胸腔积液；（3）闭合性颅脑损伤，蛛网膜下腔积血。医院于2003年9月6日为患者行胸椎 T_3、T_4 骨折切开复位内固定术，术后患者截瘫情况无改善。

争议焦点：患方认为医务人员首先漏诊患者胸椎体粉碎性骨折，其次医务人员未正确告知患者家属以及其他在场人员对在搬动此类病人过程中的注意事项，由于采用违反医疗原则的方法搬运患者，致使患者在搬动的过程中加重了脊髓损伤；医方则认为患者术后截瘫无改善是因为车祸损伤严重所致。

鉴定专家分析：

1. 县医院在为患者提供医疗服务过程中早期漏诊，未能指导患者亲属正确搬动患者，存在过失。
2. 车祸发生时的高能损伤是造成患者 T_3、T_4 骨折并完全性截瘫的主要原因。
3. 不正确搬动行为有可能加重患者的脊髓损伤，县医院的上述过失与患者截瘫现状有一定的因果关系。
4. 县医院的上述过失对患者截瘫负有轻微责任。

结论：属于二级乙等医疗事故，县医院承担轻微责任。

医学法学评析——此实例的经验与教训：

1. 医务人员在事发现场和门诊接诊由于车祸、高空坠落等因素导致的复合伤患者时，应给予患者全面、仔细的体格检查和相关辅助检查，作出正确判断，避免漏诊。
2. 医务人员应该及时、正确告知患者、患者家属以及其他与患者有关系的人员在医疗过程的注意事项。

[实例45] 诊疗经过：患者，男，7岁，因车祸伤致"右大腿软组织严重撕裂伤，肛周、阴茎皮肤裂伤，骨盆骨折，右股骨开放骨折，失血性休克，贫血"，于2003年9月5日18时45分入住当地县医院。医院立即进行抢救生命、抗休克治疗，并行清创、右股骨钢板内固定石膏外固定术，术后患者出现局部皮肤坏死，伤口感染，右足背动脉搏动消失，膝以下痛、温觉消失，足趾不能主动活动，踝关节周围有张力性水泡，左大腿上段肿胀明显，可及骨擦感，纵向叩击痛。2003年9月9日12时30分患者亲属将其

转入某部队医院，医院经相关检查后以：（1）右大腿术后感染（气性坏疽待排）；（2）右股动脉栓塞；（3）右股骨开放性骨折钢板内固定术后；（4）左股骨上段闭合骨折；（5）左骶髂关节分离；（6）右耻骨上下肢骨折；（7）右股神经损伤，将患者收入住院治疗。经相应术前准备后，医院为患者行切开引流术，并取出内固定，改用外固定架，清除坏死组织，术后给予负压引流等治疗。按照当时患者右下肢伤情，外院专家已建议截肢，但某部队医院积极救治，最终患者两个部位皮瓣转移覆盖骨外露创面，伤口痊愈，肢体得以保存。

争议焦点：患方认为县医院对患儿右下肢的处理不当，导致患儿右下肢功能障碍，属于医疗事故。

鉴定专家分析：

1. 县医院在为患者诊治过程中存在以下过失：

（1）患者入院时病情严重，右下肢严重碾挫伤，有急诊手术指征，但在所提交的相关资料中，无手术同意书，无手术记录，病程记录中无换药及有关引流物和伤口观察处理记录，无法对伤情做出正确判断，医院称当时已口头向患者亲属交代病情，但事后无记录。

（2）患者的伤肢术前已有血循环障碍表现，但医院在术中未探查血管、神经，加之伤口感染，小腿肌肉缺血坏死，导致右下肢功能障碍。

2. 县医院的上述过失与患者的病情现状有一定的因果关系。

3. 患者右下肢功能障碍主要与其原发严重损伤有关，县医院的上述过失对此负有次要责任。

4. 某部队医院在为患者提供医疗服务的过程中无违规事实，几次手术都有手术指征，手术操作无误。

5. 患者右下肢功能障碍与其原发损伤及早期处理失当有关，与某部队医院的医疗行为无因果关系。

结论：属于三级丙等医疗事故，县医院承担次要责任。

医学法学评析——此实例的经验与教训：

1. 医院对急危患者的抢救，在抢救结束6小时无相关病历记录，无法对伤情做出正确的判断，违反了《病历书写基本规范（试行）》第九条之规定。

2. 患者术前已有伤肢血循环障碍的表现，而医院术中未探查血管、神经，违反了医疗原则。

[实例46] **诊疗经过：**患者，男，39岁，因"车祸伤致左下肢开放性多处骨折"，于2004年10月26日14时30分入住某私立医院外科。入院时检查：生命体征平稳，左踝部前侧有长约7cm的不规则伤口，深达骨质，肌肉肌腱断裂，左踝部后侧有长约5cm的不规则伤口，深达骨质，左足背侧有多个大小不等的不规则伤口，肌腱外露，左大腿肿胀、畸形、触压痛、可触及骨擦感，左足背动脉不能触及。经完善相关检查后初步诊断为：（1）左小腿严重开放性骨折；（2）左股骨骨折；（3）全身多处软组织挫

伤。经初步处理及术前准备后，医院于 2004 年 10 月 26 日在全麻下为患者行左下肢多处骨折紧急清创、复位、固定术。术中见患者左小腿血管压榨损伤及感染严重，不能修补吻合，予以清创缝合后行左胫腓骨骨折复位并用外支架固定，左股骨骨折切开复位，钢板螺丝钉内固定术。术后给予抗菌，扩血管及理疗等处理。术后约 20 小时患者的左足颜色逐渐变黑，之后发生坏死并发臭。经向患者亲属说明病情并签字同意后，医院于 2004 年 11 月 3 日 9 时在全麻下为患者行左小腿膝下 10cm 截肢术。

争议焦点：患者方认为医院的医疗过失行为是导致患者左小腿截肢的主要原因；医方认为患者左小腿被截肢是因为严重的创伤所致。

鉴定专家分析：

1. 医院在为患者诊治过程中存在过失：术前即已发现左足背动脉无搏动，术中却未对该重要体征进行详细了解，对损伤可能出现的严重变化认识不足。

2. 医院的上述过失与患者的病情现状有一定的因果关系。

3. 造成患者左小腿截肢的主要原因是其所受创伤所致严重开放性粉碎性骨折和软组织压榨伤，医院的上述过失对患者的病情现状负有次要责任。

结论：属于三级戊等医疗事故，医院承担次要责任。

医学法学评析：因为术前左足背动脉已经不能触及，因此术中探查左足背动脉成为对患者左下肢手术治疗最重要、最关键的环节。在受伤后 6 小时内，不超过 12 小时，要对动脉损伤的情况进行判断，若动脉已经形成血栓，取出血栓；若动脉断裂，给予血管吻合，必要时取大隐静脉替代；若已经确定动脉损伤不可修复，在征得患者及家属签字同意，报医务科备案的情况下，及时采取截肢术。此实例的经验与教训：

1. 医院违反足背动脉损伤的治疗原则。

2. 医务人员缺乏对严重创伤的治疗经验，对患者的病情变化认识不足。

[实例 47] **诊疗经过：**患者，女，20 岁，因"左髋部跌伤后疼痛，活动受限 1 小时"，于 2003 年 5 月 29 日入住某县医院外二科。入院后经检查诊断为：左股骨颈骨折。2003 年 6 月 3 日医院为患者行切开复位，可吸收螺钉内固定术。术后第 6 天（2003 年 6 月 9 日）摄 X 线片发现骨折断端移位，2003 年 6 月 13 日医院为患者行断钉取出，空心螺钉内固定术。2003 年 7 月 5 日痊愈出院，出院时医院嘱患者半年内禁负重行走。2004 年 7 月 6 日至 2004 年 7 月 30 日患者住院取出内固定物。2004 年 11 月 16 日在省级医院就诊，经检查诊断为：左股骨颈陈旧性骨折并左股骨头缺血坏死，左髋蜕变。

争议焦点：患者认为由于县医院治疗失误导致患者左股骨头缺血坏死；医方则认为是患者左股骨头缺血坏死系创伤引起，属于并发症。

鉴定专家分析：

1. 患者系年轻人，受伤致左股骨颈骨折（Garden Ⅲ型），此型骨折发生股骨头缺血坏死的几率很高，与创伤暴力大，创伤部位的解剖特点等有关。

2. 医院在为提供医疗服务过程中，第一次手术选择内固定材料失误，造成再次开放手术，存在过失。

3. 患者股骨头缺血坏死与原发损伤、内固定材料选择失误、二次开放手术有直接因果关系。

4. 医院的上述过失对患者股骨头缺血坏死负有主要责任。

结论： 属于三级丙等医疗事故，医院承担主要责任。

医学法学评析——此实例的经验与教训：

Garden Ⅲ型股骨颈骨折发生股骨头缺血坏死的几率非常高，手术治疗此类病人时，必须选择可靠的内固定材料，避免二次开放手术而增加发生股骨头缺血坏死的几率。

[实例48] **诊疗经过：** 患者，男，16岁，因"右下肢踝部肿痛10余小时"，于2005年5月4日入住当地私立医院。医院经相关检查后为患者初步诊断为：右胫腓骨中下1/3骨折。医院于2005年5月5日9时在全麻下为患者行右胫骨中下1/3处骨折端钢板内固定术，术后3天换药时见切口周围皮肤肿胀、发亮、有大量水泡，下段切口周围皮肤呈褐色，给予间断拆线术后5天拆除剩余皮肤缝线，诊断为肌筋膜室综合征，给予继续换药、康复新纱布湿敷等处理。2005年7月2日检查发现患者患肢部分肌腱已坏死，经相关治疗后，患者于2005年7月26日转入当地市医院诊治。患者于2005年7月26日因右胫腓骨骨折伴局部皮肤坏死、缺损2月余入住市医院，诊断为：（1）右胫腓骨下段骨折术后局部皮肤坏死并缺损；（2）左胫前肌、伸趾肌肌腱外露坏死并神经损伤。医院于2005年7月28日为患者行右小腿清创、阔筋膜移植、肌腱修复减张缝合术。后又于2005年8月8日为患者行右大腿取皮，右小腿植皮术，术后经相关治疗，患者于2005年10月11日出院。出院诊断：（1）右胫腓骨骨折术后伴局部皮肤坏死、缺损；（2）右胫前肌、伸趾肌肌腱外露坏死并神经损伤。

争议焦点： 患方认为由于医院的医疗过失行为造成患者右下肢发生畸形和功能障碍。

鉴定专家分析：

1. 医院在为患者治疗右小腿骨折的过程中，手术操作不规范，手术时间过长，术后局部组织肿胀的情况下早期拆线，伤口裂开后肌腱长期暴露而未予及时正确处理，造成需要再次手术，延长了治疗时间，导致了患者右下肢畸形与功能障碍，存在医疗过失。

2. 医院的上述医疗过失与患者右下肢畸形及功能障碍有因果关系。

3. 医院的上述医疗过失对患者右下肢畸形及功能障碍负有主要责任。

结论： 属于三级戊等医疗事故，医院承担主要责任。

医学法学评析——此实例的经验与教训：

1. 手术操作不规范，手术时间过长。

2. 对术后局部组织肿胀与骨筋膜室综合征认识不足，诊断不及时。

3. 对于暴露的肌腱应给予及时、正确的处理。

[实例49] **诊疗经过：** 患者，男，42岁，于2005年4月18日下午跌伤双下肢后被

送入当地县医院外科住院治疗。入院时检查：右膝关节及右小腿肿胀、淤血、触痛明显、功能活动受限，右足背动脉搏动微弱；左小腿及踝关节肿胀、淤血、触痛。X线片检查提示：右胫骨髁间嵴撕裂性骨折，稍向上分裂。入院诊断：（1）右膝关节、小腿软组织重度挫伤；（2）右胫骨踝间骨折；（3）左小腿及踝关节软组织挫伤。医院给予患者行骨折复位石膏外固定及抗炎、支持、对症治疗。因病情无好转，患者于2005年4月21日到省级医院就诊，入院诊断：（1）右腘动脉断裂可能；（2）右胫骨髁间嵴骨折、右腓骨远端骨折可能。医院给予行右股动脉造影检查提示：（1）右腘动脉干股骨内上髁平面中断，侧肢循环建立不好；（2）右股动脉中、下段痉挛可能。于2005年4月23日医院为患者行右股骨中、下段截肢术，术后经相关治疗，患者于2005年5月11日出院。出院诊断：（1）右腘动脉干股骨内上髁平面中断，右小腿缺血坏死；（2）骨筋膜室综合征。

争议焦点：患方认为由于医院对患者诊断及治疗失误导致患者被截肢；医方则认为患者右下肢被切除是由于患者本身伤情严重，腘动脉断裂所致。

鉴定专家分析：

1. 鉴于基层医院条件限制及患者伤情特殊，县医院未能准确及时地对患者的右腘动脉断裂作出诊断。

2. 导致患者截肢的主要原因是外伤所致腘动脉断裂造成的肢体缺血性坏死。

3. 医院有多次提出患者须转上级医院治疗的记录，仅4月21日有患方回应签字。医院未能及时诊断腘动脉断裂与患者的截肢损害后果有一定的因果关系。

4. 医院未能及时诊断腘动脉断裂对患者截肢的损害后果负有次要责任。

结论：属于三级丙等医疗事故，医院承担次要责任。

医学法学评析：由于腘动脉断裂后生理解剖的特殊性，手术修复的失败率和肢体坏死率比股动脉断裂还高。此实例的经验与教训：

1. 下肢外伤后，足背动脉搏动微弱，医务人员未考虑到有血管损伤情况，延误了对腘动脉断裂的诊断和治疗。

2. 医院提出转院应该在充分告知的情况下，以患方签字同意为准。

[实例50]　**诊疗经过：**患者，女，24岁，"因车祸伤致右臀部及左肘部疼痛、活动受限半小时"，于2004年1月5日入住某省级医院骨科。入院后经相关检查诊断为：右耻骨上肢骨折，右肘部皮肤擦伤。医院嘱患者卧床，并给予对症等治疗，经治疗后患者伤情好转于2004年2月16日出院。2004年8月17日患者诉伤后右膝关节疼痛、功能障碍到该省级医院就诊，经X线片检查示：右胫骨髁间嵴后部陈旧性骨折。

争议焦点：患者由于医务人员未认真、仔细检查患者伤情，导致漏诊患者右胫骨髁间嵴后部骨折，使患者右膝关节伤情未得到早期处理，属于医疗事故。

鉴定专家分析：

1. 某省级医院在为患者提供医疗服务过程中，忽视了其右膝关节外伤的征象，未摄右膝关节X线片助诊，导致患者右胫骨髁间嵴后部骨折漏诊及早期未得到相关处治，存在过失。

2. 医院的上述过失与患者右膝关节伤情早期未得到相关处治存在因果关系。

3. 医院的上述过失对患者右膝关节伤情早期未得到相关处治负有主要责任。

结论： 属于四级医疗事故，医院承担主要责任。

医学法学评析： 医务人员对复合伤漏诊的情况比较常见，应该引起广大医务人员，尤其是年轻医务人员高度重视。此实例的经验与教训：

对于车祸、坠楼、群殴等导致复合伤的患者更加要全面、仔细检查和判断，在抢救危及生命疾病的同时，不能遗漏非主要疾病的诊断和治疗。

[实例51] 诊疗经过：患者，女，30岁。因"第一、二腰椎压缩性粉碎性骨折并马尾神经损伤"，于1996年10月5日第一次住某县医院治疗，1997年3月24日出院，住院期间有过三次留置尿管记录；1997年7月5日又因右足背Ⅱ°烫伤第二次住县医院，1997年9月8日治愈出院，病历中未提供放置尿管记录；1997年12月17日再因妊娠、尿路感染第三次在县医院住院行剖宫产术，1998年1月1日出院。住院期间有过两次留置尿管及一次导尿记录。

1999年7月26日因外伤致腰痛及右下肢、臀部麻木，大小便失控三年住某部队医院行腰椎椎管减压、肋间神经植入术，1999年8月25日出院，住院期间无放置尿管记录。

2003年5月8日至2003年6月11日因膀胱结石住某市医院，先后五次震波碎石。膀胱内仍存有结石，故于2003年6月10日改行膀胱镜取石术，取出结石后发现结石核心为一橡胶状异物。

争议焦点： 膀胱结石的核心为气囊尿管脱落的气囊部分，患方认为是县医院或某部队医院在留置尿管和拔尿管的过程未及时发现已经脱落的气囊，形成异物结石。

鉴定专家分析：

1. 患者因膀胱结石于2003年5月9日住某市医院治疗，发现结石核心为橡胶状异物，经专家组鉴定认为：该橡胶状异物系从气囊尿管上脱落的气囊，结石的形成与该异物有直接关系。

2. 患者曾三次住某县医院治疗，有过五次留置尿管及一次导尿记录。

3. 患者入住某部队医院前，即1999年7月19日在该院摄骨盆正位片（片号108003）已证实有膀胱结石存在，故可排除某部队医院有医疗过失行为。

4. 膀胱结石形成过程中，给患者带来一定的痛苦，但未造成任何器官功能损害。

5. 县医院在为患者提供医疗服务中，未检查并记录所拔出尿管是否完整，违反了诊疗护理规范、常规，该医疗过失行为与膀胱结石形成之间存在因果关系，并负主要责任。

结论： 属于四级医疗事故，县医院承担主要责任。

医学法学评析： 患者入住某部队医院前，在门诊摄骨盆正位片显示患者膀胱内已经有结石形成，故可排除某部队医院存在过失行为。此实例的经验与教训：

1. 所有留置患者体内的医疗异物在拔出来后必须检查其完整性并进行记录。

2. 发现留置物脱落在体内，根据实际情况若是必须取出的异物，应该采取积极的补救措施取出医疗异物，避免进一步损害发生。

[实例52] 诊疗经过：患者，男，35岁，2003年12月31日被人用刀砍伤头颅、左耳郭，铁铲击伤左前臂。以颅骨开放性骨折，左耳郭皮肤裂伤，左前臂皮肤裂伤（骨折待诊）收住当地县医院外一科，当时行清创缝合术。左前臂中段尺侧伤口大小约1cm×0.4cm，缝合1针，周围皮肤青紫、肿胀，左前臂活动受限，可扪及骨擦感。X线片示：左尺骨中上段粉碎性骨折。2004年1月1日转骨伤科治疗，2004年1月2日予以外敷草药，并用小夹板固定，静滴青霉素、丹参及5%和10%葡萄糖各250ml，直至1月12日。1月5日，换药时发现包药处皮肤有细小皮疹，尺侧伤口已愈合并拆线；1月9日，患者诉左前臂发烫不适，打开夹板，见有多个水泡破溃、触痛、皮温高，予以常规清洗后无菌纱布敷盖，夹板固定；1月12日患者左前臂不适加剧，并伴胸闷、呼吸不畅，打开夹板及敷料见：左前臂后侧有约3.5cm×4cm的皮肤发黑，前侧方有血泡，较多渗液，肿胀明显，急诊血尿常规检查：白血球$28×10^9/L$，尿糖3^+，尿酮3^+，微量血糖32.6mmol/L，确诊为糖尿病酮症酸中毒。予以抗炎、对症、胰岛素治疗、纠正酸中毒等治疗，并于1月15日以左前臂感染坏死并骨筋膜室综合征转外一科行切开减压引流术后伤口未愈，于2004年2月5日转某部队医院行左前臂清创及游离植皮术。

争议焦点：患者认为医院未及时发现患者有糖尿病情况，并且给予患者输注大量葡萄糖，使患者发生糖尿病酮症酸中毒和左前臂皮肤感染并坏死，属于医疗事故。

鉴定专家分析：

1. 县医院在为患者提供医疗服务过程中存在以下过失：

（1）患者住院时未行常规检查，致使患者糖尿病漏诊；在随后治疗中，输注5%及10%葡萄糖每日500ml达12天，是导致糖尿病酮症酸中毒的重要原因之一。

（2）为患者外敷草药治疗导致左前臂皮肤感染并坏死，且在发现后未能及时有效处理。

2. 以上两种因素互为因果，是导致患者左臂皮肤感染坏死的主要原因。虽经院外治疗，但患者仍左手背肿胀，左手指伸屈功能障碍、以伸指为甚，左肘关节功能受限，医院负有主要责任。

结论：属于三级丙等医疗事故，医院承担主要责任。

医学法学评析：目前糖尿病的发病率越来越高，并且呈年轻化趋势，临床工作中常因漏诊糖尿病而导致严重的医疗事故。此实例的经验与教训：

2. 在血糖检查无结果前，最好不使用葡萄糖注射液，尤其是10%葡萄糖注射液。

2. 血糖检查应作为临床工作中的常规项目。

[实例53] 诊疗经过：患者，男，15岁，因"右下肢足跟部刀伤致疼痛、流血，

伴功能障碍 40 分钟"，于 2004 年 7 月 24 日到当地中心卫生院就诊，经检查诊断为右足跟腱断裂伤。卫生院于 2004 年 7 月 24 日在局麻下为患者行清创、肌腱吻合术。术后经石膏托外固定（踝关节呈中立位），抗炎，对症以及换药等处理，未见伤口感染。2004 年 8 月 2 日换药时发现右足跟部可触及空虚感，不连续，考虑跟腱再次断裂，卫生院建议患者再次手术治疗，根据患者家属要求转上级医院治疗，在县医院进行了跟腱吻合石膏固定术。

争议焦点： 患方认为卫生院违反医疗操作，致使患者的跟腱发生再次断裂，属于医疗事故。

鉴定专家分析：

1. 卫生院在为患者提供医疗服务的过程中存在以下不足：

（1）术前无患方手术同意签字及麻醉同意签字。

（2）由于术后违反医疗操作常规，用石膏托将踝关节在中立位固定，致使跟腱发生再次断裂。

2. 卫生院的医疗行为与患者的跟腱再次断裂，需要二次手术治疗有直接因果关系，并负有主要责任。

结论： 属于三级戊等医疗事故，医院承担主要责任。

医学法学评析： 术前无患方对手术及麻醉知情同意签字，违反了《医疗机构管理条例》第三十三条、《病历书写基本规范（试行）》第十条、《医院工作制度》中的手术制度。此实例的经验与教训：

跟腱断裂缝合后应该用石膏托将踝关节固定在跖曲位，而不是中立位。

[**实例 54**] **诊疗经过：** 患者，男，42 岁，因"左胫腓骨中段闭合性粉碎性骨折"急诊住当地县医院外二科，2004 年 7 月 18 日行切开复位交锁髓内针固定，碎骨块钢丝环扎术。手术中进钉点在胫骨结节前内下 4cm，术后切口中部有约 2cm×2cm 皮肤坏死区，于 2004 年 8 月 6 日出院。2004 年 8 月 9 日以左胫腓骨骨折术后感染，左胫总神经损伤入住某部队医院，8 月 25 日行自体游离皮片植皮术，覆盖坏死皮肤创面，于 9 月 7 日治愈出院。2005 年 1 月 19 日因左胫腓中上段骨折术后畸形、未愈，左小腿中上段软组织感染入住州级某医院，经抗炎治疗后于 1 月 21 日行交锁髓内针、钢丝取除，畸形矫正，交锁髓内针再固定植骨术，术后患肢冠状面成角畸形明显矫正，于 2005 年 2 月 1 日出院。

争议焦点： 患者认为由于医院手术失误，导致患者左胫骨成角畸形，左小腿功能障碍、皮肤感染。

鉴定专家分析：

1. 县医院在为患者提供医疗服务过程中存在过失：

（1）胫骨交锁髓内钉进钉点不正确，致使骨折近端部分骨质劈裂，骨折端不稳定，导致后期成角畸形。

（2）左小腿术后切口中部皮肤坏死，属于高能量损伤后并发症。

2. 医院为患者提供的医疗服务与患者后期胫骨成角畸形、左小腿功能障碍并进行第二次髓内钉再固定术有直接因果关系，负完全责任。

结论：属于三级戊等医疗事故，医院承担完全责任。

医学法学评析——此实例的经验与教训：

按照医疗操作原则，胫骨交锁髓内钉进钉点应当在胫骨平台处，而非是胫骨结节前内下4cm处。由于医务人员采用错误的进钉位置，使骨折近端部分骨质劈裂，导致骨折端不稳定，成角畸形。

【肝胆外科】

[实例55] 诊疗经过：患者，男，52岁，因"反复右上腹痛3年余"，于2002年6月17日以胆囊结石入住某职工医院外二科。经常规检查及术前准备，医院于2002年6月24日在全麻下为患者行电视腹腔镜胆囊切除术，手术顺利，术后第2天患者稍感腹胀，生命征平稳，巩膜轻度黄染，血清总胆红素55.8mmol/L，直接胆红素12mmol/L，医院考虑可能继发胆总管结石或胆、肝总管受压，需再次手术，经患方签字同意之后，于2002年6月27日又在全麻下为患者行胆道探查、T管引流术，术中见胆囊管与总胆管并行走向，胆囊管及胆囊动脉稳妥安置钛夹各2枚，为防误夹，取出靠近右肝管处一枚钛夹，行总胆管探查，左右肝管及胆总管下端无异常，另外见花生样大小之肿大淋巴结2枚，医院考虑不能排除淋巴结肿大压迫胆总管致黄疸或误夹右肝管可能，另一种可能为结石排入肠道。术后第24天T管造影未见胆囊管残留结石，患者于术后32天出院。

2003年1月14日，患者又以胆囊切除术后腹胀2月再次入住该职工医院外科，经中西医结合治疗1个月，仍有腹胀、返酸、嗳气等症状，胃镜示胆汁返流性胃炎，B超显示肝、胆道未见异常，经内科会诊后医院考虑：（1）植物神经功能紊乱；（2）胆囊术后综合征，（3）胆汁返流性胃炎。后转内科进一步治疗后，患者于2003年3月10日症状缓解出院。

2003年9月18日患者以腹痛原因待查入住某省级医院消化内科，入院时生命征正常，皮肤巩膜无黄染，上腹剑下压痛，无反跳痛；ERCP显示残余胆囊管根部结石；胃镜显示：（1）胃窦黏膜病变性质待查（胆汁返流）；（2）食管下段炎，病检示慢性轻度萎缩性胃炎，部分腺上皮轻度肠上皮化生及增生活跃。经医院给予抑酸、抗炎、对症、支持治疗后，患者症状好转，医院建议行手术切除残余胆囊管，患者未予接受，于2003年9月26日出院。

争议焦点：患方认为由于医院诊断及治疗失误导致患者遭受第二次手术创伤。

鉴定专家分析：

1. 某职工医院在为患者提供医疗服务的过程中存在以下过失：

（1）患者第一次术后出现黄疸时，医院在未进一步查明原因的情况下，为其施行第二次手术，违反了医疗常规。

（2）第二次手术后患者仍反复发生腹痛、黄疸、发热、肝功能损害等诸多情况，

ERCP 发现仍残留胆囊管根部结石。

2. 医院在为患者提供医疗服务的过程中，在患者第一次术后出现黄疸尚未查明原因时，施行了第二次胆道探查术，导致患者遭受第二次剖腹手术创伤。

3. 医院的上述过失对患者遭受第二次剖腹手术创伤负有主要责任。

结论：属于四级医疗事故，医院承担主要责任。

医学法学评析——此实例的经验与教训：

在没有查明原因，无手术指征的情况下，医院盲目施行第二次手术治疗，给患者造成不必要的手术创伤，违反了医疗常规。

[实例 56] 诊疗经过：患者，女，38 岁，因"反复右上腹疼痛 3 年，再次加重 3 天伴呕吐、黄疸"，于 2006 年 4 月 5 日入住当地县医院外一科。入院时检查：T38.2℃，P82 次/分，R18 次/分，BP90/60mmHg，急性痛苦貌，全身皮肤、黏膜重度黄染，腹平坦，右上腹肌紧张、有压痛及反跳痛，肝区叩痛，右肋缘下可触及肿大胆囊，莫菲氏症（+），余无特殊。入院诊断：（1）慢性胆囊炎并结石；（2）阻塞性黄疸（结石梗阻）。入院后经完善相关必要检查进一步诊断为：（1）阻塞性黄疸；（2）胆囊炎并结石；（3）肝损伤。经相关术前准备后，医院于 2006 年 4 月 7 日在连续硬膜外麻醉下为患者行胆囊切除、胆道探查术，术中见患者的胆囊肿大，胆囊壁水肿，与周围组织广泛粘连，松解粘连后见胆囊约 4cm×10cm 大小，张力高，用注射针抽出黑绿色泥样胆汁，于胰头段下端触及 1cm×1cm 大小之结石，切开胆总管探查，未能取出结石，置入尿管注水通畅后，置入 T 管引流。术后经抗炎、利胆及对症、支持治疗，医院于 2006 年 4 月 15 日为患者拆线，伤口甲级愈合。2006 年 5 月 9 日医院为患者行"T"管造影检查，结果提示：胆总管下段充盈缺损，医院未予处理，于 48 小时后为患者拔除 T 管。2006 年 5 月 13 日患者出院，出院诊断为阻塞性黄疸，结石性胆囊炎、胆管炎。2006 年 6 月 27 日，患者又因腹痛伴皮肤黄染 4 天入住当地市医院内二科，入院后经相关检查诊断为：（1）胆总管下段结石；（2）化脓性胆管炎。医院为患者行 EST 术，术后经医院给予抗炎对症支持治疗，患者于 2006 年 7 月 6 日好转出院，出院诊断：（1）化脓性胆管炎；（2）梗阻性黄疸；（3）EST 术后。

争议焦点：患方认为由于医院的过失医疗行为导致患者发生急性化脓性梗阻性胆管炎再次接受手术治疗，属于医疗事故。

鉴定专家分析：

1. 当地县医院在为患者提供医疗服务过程中，手术指征明确，但当术中未能取出结石且术后 T 管造影提示胆总管下段充盈缺损时，未进一步进行检查、研究及处理即拔除 T 管，不符合诊疗护理规范、常规，存在过失。

2. 医院的过失与患者出院后近期（术后 44 天）发生急性化脓性梗阻性胆管炎以及需要进一步处理有一定的因果关系。

3. 医院的过失对患者出院后近期（术后 44 天）发生急性化脓性梗阻性胆管炎以及进行的处理负有次要责任。

结论：属于四级医疗事故，医院承担次要责任。

医学法学评析：胆道探查术中未能取出胆总管内结石，且 T 管造影也证实结石存在，医院未给予进一步处理，即拔出 T 管，导致患者发生急性化脓性梗阻性胆管炎。

此实例的经验与教训：

胆道手术后经 T 管造影证实仍有残余结石，必须给予进一步检查和处理。

[实例 57] 诊疗经过：患者，男，56 岁，因"反复右上腹疼痛，黄疸 6 个月，加重 2 个月"，于 2005 年 5 月 15 日入住当地县医院外一科。入院后经相关检查诊断为梗阻性胆管炎，胆总管结石，胆囊炎，十二指肠憩室，经相关术前准备后，医院于 2005 年 5 月 19 日在硬膜外麻醉加全麻下为患者行胆囊切除、胆道探查、十二指肠憩室探查术。术中在放置 T 管引流时，患者血压下降到 47/38mmHg，心率减慢到 42 次/分。医院给予静推麻黄素、阿托品、肾上腺素、异丙肾上腺素及去甲肾上腺素后约 15 分钟，患者血压回升至 140/100mmHg，心率增快到 165 次/分。术毕患者自主呼吸恢复，医院为其拔除气管导管后将其送回病房，但患者未苏醒，医院于当日下午将患者转入重症监护病房，经脱水、保护脑组织、对症支持治疗后，在术后第 3 天患者可唤醒。之后患者出现精神、行为、运动及智能障碍，诊断为：缺血缺氧性脑病。

争议焦点：患方认为医院在为患者提供手术和麻醉治疗过程中存在过失行为而导致术后发生缺血缺氧性脑病。

鉴定专家分析：

1. 县医院在为患者提供医疗服务过程中，诊断明确，有手术适应症，麻醉选择恰当。

2. 患者在手术及麻醉过程中发生低血压、心率变慢时，医院对此可能导致缺血缺氧性脑损伤的情况重视不够，观察不够充分，术中及术后治疗不及时、不到位，致使患者发生了缺血缺氧性神经精神损害，存在医疗过失。

3. 医院的上述过失与患者发生缺血缺氧性精神损害有一定的因果关系。

4. 医院的上述过失对患者病情现状负有主要责任。

结论：属于二级乙等医疗事故，医院承担主要责任。

医学法学评析——此实例的经验与教训：

由于医务人员对手术及麻醉过程中患者发生低血压、心率变慢的观察不仔细，认识不足，未采取积极有效措施，致使患者发生缺血缺氧性脑病。

[实例 58] 诊疗经过：患者，男，30 岁，因"多发性胆囊息肉"于 2004 年 12 月 6 日入住当地县医院外一科治疗。经检查确诊为：多发性胆囊息肉。于 2004 年 12 月 7 日 8 时 18 分在硬膜外麻醉加全麻气管插管下，行腹腔镜胆囊摘除术。术中手术及麻醉顺利。12 月 7 日 10 时 5 分患者清醒，生命体征平稳仅由家属将患者送入病房。10 时 10 分患者回到病房后，测心率 123 次/分，血压 110/53mmHg，氧饱和度 86%，呼吸弱。10 时 15 分患者呼吸停止，意识丧失，随后心跳停止。经抢救呼吸、心跳恢复，但患者

未醒，发生缺氧性脑病。2005 年 2 月 2 日医学会组织有关专家对患者进行体格检查，目前患者气管切开，生命体征平稳，处于去皮层状态。

争议焦点：患方认为由于医院的麻醉失误以及观察处理病人不及时，导致患者发生缺氧性脑病；医方则认为缺氧性脑病的发生是由于患者特殊体质而发生的医疗意外。

鉴定专家分析：

1. 医院在为患者提供医疗服务的过程中，诊断明确，有手术适应症，术前检查完善，麻醉方法合理，麻醉用药得当，手术成功，在患者发生呼吸心跳停止后，医院已给予积极恰当的抢救措施和治疗。

2. 医院在为患者提供医疗服务的过程中存在过失行为：

（1）在手术结束后麻醉医师未陪送病人到病房，故不能及时发现患者低氧血症。

（2）病房医护人员未能严密观察患者病情变化，致使患者术后呼吸功能不全和低氧血症未得到及时纠正，导致呼吸循环衰竭，缺氧性脑病发生（目前患者呈去皮层状态）。

3. 患者术后发生延迟性呼吸功能障碍，不能排除患者特异体质对麻醉药物敏感性增高的因素。

4. 医院的医疗过失行为与患者的缺氧性脑病发生存在直接因果关系，并负主要责任。

结论：属于一级乙等医疗事故，医院承担主要责任。

医学法学评析——此实例中在手术结束后麻醉师未陪送病人到病房，违反了《麻醉科工作制度》。由于病房医护人员未严密观察术后患者的病情变化，违反了《查房制度》，致使患者低氧血症未得到及时纠正，导致缺氧性脑病发生。此实例的经验与教训：

1. 手术完毕麻醉终止，麻醉医师应该亲自护送危重和全麻后的病人到病房，并且向病房值班人员交代清楚手术麻醉的情况、病人现状及注意事项。

2. 对于危重病人，医护人员应随时观察病情变化，出现异常情况给予及时处理。

[实例 59] 诊疗经过：患者，女，70 岁，因"反复右上腹疼痛 10 年，再发加重 4 天"，于 2004 年 3 月 30 日以慢性胆囊炎并结石入住某区医院外科。经体格检查及 B 超检查，诊断为慢性胆囊炎并结石，医院于 2004 年 4 月 1 日在连续硬膜外麻醉下为患者行胆囊切除术。术后第 1 天医院为患者拔除烟卷引流管，第 3 天患者肛门排气后开始进食，术后第 4 天患者出现畏寒、发热，体温 39.2℃，医院给予对症处理，但病情无明显好转，2004 年 4 月 9 日复查血常规显示：WBC21.1×10⁹/L，N89.7%，行 B 超检查提示：胆囊切除术后腹腔脓肿，经加强抗炎及对症治疗后患者病情无好转，于 2004 年 4 月 11 日转入省级医院外科治疗。医院为患者行剖腹探查，发现其腹腔内有胆汁约 1 500ml，胆总管右侧壁有一 0.2cm 大小的破口，破口处有胆汁溢出。医院给予患者行胆总管修补、T 管引流术，术后经抢救治疗，患者病情逐渐好转，经 T 管逆行造影未见异常，于 2004 年 5 月 17 日带 T 管出院。

争议焦点：患者认为由于医院未及时发现并处理患者胆总管破口，致使患者发生严重腹腔感染并中毒性休克。

鉴定专家分析：

1. 区医院对患者所患慢性胆囊炎并结石诊断明确，有手术指征，术式恰当。

2. 区医院在为患者提供医疗服务过程中存在以下过失：

（1）患者术后第 1 天敷料上发现有淡黄色、淡血性渗出，医院在未对渗出物作进一步观察的情况下，即将引流管拔除。

（2）患者术后一直腹部疼痛不适，于术后第 4 天体温高达 39.2℃，术者及主管医生仍未仔细检查患者的腹部体征，未行进一步检查，致患者于术后第 10 天已出现弥漫性腹膜炎时才转上级医院，延误了疾病的早期诊断及早期治疗，致腹腔严重感染并中毒性休克。

3. 医院的上述过失与患者术后发生胆汁性腹膜炎并感染中毒性休克之间有因果关系。

4. 医院对患者术后发生胆汁性腹膜炎并感染中毒性休克负有主要责任。

结论：属于四级医疗事故，医院承担主要责任。

医学法学评析——此实例的经验与教训：

1. 肝胆系统手术操作要仔细，避免损伤正常的管道组织，术中发现有损伤时，要给予及时修补。

2. 肝胆系统手术后发现敷料有淡黄色、淡血性渗出时，需要做渗出物分析和 B 超等检查，避免过早拔出引流物。

3. 术后病人出现异常情况应及时检查原因，采取措施防止损害加重。

[实例 60] **诊疗经过**：患者，女，34 岁，因"上腹疼痛 3 月，B 超发现胆囊结石、胆囊炎，再发 10 天"，于 2005 年 3 月 10 日入住当地医院外科，经相关术前准备后，医院于 2005 年 3 月 12 日在外科专家指导下为患者行腹腔镜胆囊切除术。术中切除胆囊后发现有胆汁渗漏，肝总管横断损伤、缺损 0.6cm，即开腹改行肝外胆管端端吻合，胆总管 T 管支撑引流术。术后 1 月夹管，患者反复出现上腹不适，管周皮疹、瘙痒，尿色深黄，经对症支持治疗后，因病情无明显好转，患者于 2005 年 7 月 28 日至 8 月 4 日到某省级医院住院治疗。医院检查后诊断为：（1）腹腔镜胆囊切除术后；（2）胆总管损伤端端吻合术后，经相关治疗后患者出院返回当地医院继续治疗。后因上述症状加重及皮肤巩膜黄染，患者于 2005 年 8 月 19 日到 9 月 6 日再次入住该省级医院，经治疗症状减轻、黄疸消退后又再返回当地继续保肝治疗。2005 年 12 月 14 日到上海某医院就诊，T 管造影示肝总管以上未显影，ERCP 示左右肝管交叉部狭窄中断，拔除 T 管后建议再次手术治疗，患者未同意立即手术而返回当地。现患者已无黄疸，诉感上腹不适，纳差。肝功能正常。

争议焦点：患方认为由于医院手术操作失误导致患者肝总管横断损伤，属于医疗事故。

鉴定专家分析：

1. 当地医院在为患者提供医疗服务的过程中存在以下过失：腹腔镜胆囊切除术中误将肝总管横断损伤。

2. 医院的医疗过失与患者病情现状存在直接因果关系。

3. 医院的医疗过失对患者的病情现状负有主要责任。

结论：属于三级丙等医疗事故，医院承担主要责任。

医学法学评析——此实例的经验与教训：

采用腹腔镜胆囊切除术时要注意避免损伤肝总管。

[实例61] 诊疗经过：患者，男，51岁，因"左上腹疼痛5月余，发现左上腹包块1周"，于2004年12月8日入住某私立医院。入院后经检查诊断为：（1）腹部巨大囊肿性质待定（胰腺囊肿可能）；（2）胆囊多发结石；（3）肝多发囊肿。经相关术前准备后，医院于2004年12月13日在硬膜外麻醉下为患者进行手术治疗，拟行胰腺囊肿腔肠Roux－y吻合术。术后诊断：胆囊癌晚期，腹腔脏器转移。施行手术为胃—空肠襻式吻合术。经相关治疗后，患者于术后11天拆线出院。出院后患者病情反复，先后到多家省级医院诊治，2006年4月20日患者在某省级医院行ERCP、EST、胆总管结石碎石取石术及鼻胆管引流。目前患者病情有所好转。

争议焦点：患方认为由于医院对患者的诊断失误，术式选择不当，致使患者原发病被延误治疗和发生胃炎。

鉴定专家分析：

1. 该私立医院在为患者提供医疗服务过程中存在过失：

（1）医院对患者术前所患胆囊炎、胆囊结石、胆总管下段结石、胰腺炎并假性胰腺囊肿的手术时机选择不当，手术方案设计不当，致使患者原发病至今未得到合理治疗。

（2）医院为患者拟诊胆囊癌腹腔广泛转移缺乏病理依据。

（3）术中更改手术方式依据不充分。

2. 由于医院的上述过失，延误了患者的原发病治疗。医院给予施行胃—空肠襻式吻合术，改变了患者胃肠道正常生理解剖，导致返流性胃炎及吻合口炎等不良后果。

3. 医院的医疗过失与患者身体损害后果之间存在直接因果关系。

4. 医院的医疗过失对患者身体损害后果负有主要责任。

结论：属于三级戊等医疗事故，医院承担主要责任。

医学法学评析：手术治疗是外科治疗的主要手段，正确的诊断、选择合适的时机、采用恰当的方式是外科治疗的根本原则。此实例的经验与教训：

1. 医院对患者的手术时机选择不当，手术方式不合理，术中更改术式无依据。

2. 术后的最后诊断应以病理诊断为依据。

【神经外科】

[实例62] 诊疗经过：患者，女，6岁，2005年4月13日14时左右被摩托车撞伤，受伤后昏迷约10分钟左右自己苏醒，醒后感腹痛，并呕吐胃内容物4次，呕吐呈非喷射性。患者于2005年4月13日14时05分到当地A医院神经外科门诊就诊，经头颅CT检查未发现异常，于15时50分转外二科就诊，诊断为：（1）颜面、腹部、右腿软组织挫伤；（2）观察内脏出血；（3）观察颅内出血。经给予局部清创、抗炎、神经营养剂等治疗后，患者于2005年4月15日出院。当时患者亲属要求再做全身CT检查，医院认为因患者当时无头痛、恶心、呕吐等不适，神经系统检查无异常发现故暂时无须再做CT检查，但嘱其出院后不适复诊。患者出院后因病情变化，于2005年4月17日到B医院就诊，经头颅CT检查发现右侧颞顶部硬膜外血肿而入住外科，估算出血量约20ml，医院给予止血、脱水、预防感染及营养脑细胞等处理，并密切观察病情变化。2005年4月19日晨患者精神差，频繁呕吐，不能进食，经其亲属签字同意，B医院于2005年4月19日10时在全麻下为患者行右颞顶开颅探查、血肿清除引流术，11时50分在手术过程中患者突然出现心律失常（频发室性早搏），医院立即暂停手术，并给予相关处理，12时患者心搏骤停，12时05分无自主呼吸，瞳孔散大，经医院积极抢救，患者的心跳、呼吸先后恢复，但病情仍十分危重，后终因抢救无效，于2005年4月22日22时35分死亡。患者死亡后经市公安局尸体解剖结论为：患者系外力作用头部引起右颞顶部硬膜外血肿致死。

争议焦点： 患方认为A医院延误了对患儿的诊断，B医院对患儿的手术治疗存在过失行为，属于医疗事故；医方认为由于患儿年龄小，伤情严重，死亡系外伤引起的硬膜外血肿所致。

鉴定专家分析：

1. A医院及B医院在为患者提供医疗服务的过程中未违反医疗卫生管理法律、行政法规，但均存在不足之处：

（1）A医院未能及时发现患者颅骨骨折，对迟发颅内出血观察不仔细。

（2）B医院发现患者颅内血肿后处理不及时，后期处理不到位。

2. 患者死亡的主要原因是外伤所致硬膜外血肿，A、B两医院医疗行为中的不足与患者的死亡有一定的因果关系。

3. A医院、B医院医疗行为中的不足对患者之死亡负有轻微责任。

结论： 属于一级甲等医疗事故，A医院承担轻微责任，B医院承担轻微责任。

医学法学评析——此实例的经验与教训：

对于颅脑外伤患者应注意动态观察患者的临床表现来判断颅内情况，并及时给予CT等相关检查和追踪复查。

[实例63] 诊疗经过：患者，男，29岁，因"被重物砸伤头部流血10分钟"，于2004年10月20日21时30分到某中心卫生院就诊，患者受伤时头部流血、疼痛，无昏

迷、恶心、呕吐。入院时检查：体温 36.5℃，脉搏 85 次/分，呼吸 25 次/分，血压 120/70mmHg，神志清楚，步入病房，对答切题，头颅大小如常，左前额见一约 5cm × 1cm 大小之伤口，有少量渗血，左耳内见一约 1cm × 0.5cm 大小之伤口，也有少许渗血，颈软，胸、腹、四肢无异常。诊断为：（1）头皮裂伤；（2）颅脑损伤待排。医院给予伤口清创、缝合及抗炎、止血对症治疗。当晚 0 点 10 分患者呕吐咖啡渣样物一次，继之昏迷，检查呼吸 24 次/分，脉搏 90 次/分，血压 160/90mmHg，值班医生立即给予快速脱水降颅压处理，并联系转某部队医院，2004 年 10 月 20 日 0 点 30 分，医院救护车接患者转院，在转院途中患者呼吸停止，心跳微弱医生立即给予心、肺复苏等抢救，2004 年 10 月 20 日 0 时 50 分患者被送到某部队医院。入院时检查：生命体征为零，经心、肺复苏后患者心跳恢复，血压 90/60mmHg，但自主呼吸未恢复，呈深度昏迷，终因抢救无效，患者于 2004 年 10 月 22 日 15 时 10 分临床死亡。

争议焦点：患方认为由于卫生院延误患者头部外伤后颅脑损伤的诊断，且观察病情变化不严密，错失抢救最佳时机，导致患者死亡；医方认为患者伤情严重，病情变化快，卫生院设备条件有限，虽然尽力抢救，患者终因头部外伤所致脑出血死亡，是自身疾病发生发展的结果，不属于医疗事故。

鉴定专家分析：

1. 患者受头部外伤导致重度颅脑损伤，病情严重，发展迅速，死亡率高，这是导致患者死亡的主要原因。

2. 由于中心卫生院条件有限，设备简陋，该院医生对颅脑损伤知识缺乏了解，对患者的伤情及其预后的严重性估计不充分，对患者的病情变化观察不严密，延误了抢救时机，存在过失。

3. 卫生院的上述过失与患者的死亡有一定的因果关系。

4. 卫生院的上述过失对患者的死亡负有次要责任。

结论：属于一级甲等医疗事故，医院承担次要责任。

医学法学评析：这是一起发生于基层的典型医疗事故实例，主观上是由于医务人员缺乏对颅脑损伤的认识，客观上卫生院不具备相应的检查和抢救设备而导致事故发生。此实例的经验与教训：

1. 严重头部外伤患者应该行 CT 检查，动态观察排除颅内出血情况。若医院无 CT 等设备，应告知患者到有相应设备的医院进行检查，告知患者的同时还应有签字依据。若在充分告知的基础上，患者签字拒绝行 CT 检查，由此造成的后果将由患者本人或监护人负责。

2. 对颅脑外伤的患者必须严密观察其病情变化，及时给予相应治疗。

【泌尿外科】

[实例 64] 诊疗经过：患者，男，15 岁，2000 年 7 月 9 日因"阴茎弯曲 14 年"，入住某县医院外一科，入院后经检查诊断为隐匿性阴茎，阴茎下弯畸形，医院于 2000 年 7 月 11 日为患者行阴茎矫形术，术后经相关治疗，患者于 2000 年 7 月 21 日出院。

出院后患者因出现尿瘘，于2001年2月26日以尿道下弯畸形合并尿道阴茎瘘再次入住县医院。此次入院后，医院经相关检查及术前准备后，于2001年2月27日为患者行阴茎矫形，尿道成形，膀胱造瘘术，术后于2001年3月10日拔除尿管时发现患者尿道吻合处有0.5cm×0.5cm瘘口，排尿时尿液自瘘口流出，医院建议患者3月后行尿瘘修补术，患者于2001年3月10日出院。2003年11月26日患者因尿潴留原因待查（尿道狭窄）再一次入住县医院，医院经相关检查后，先为患者行膀胱造瘘术，后于2003年12月21日请省级专家为患者行输尿管镜尿道镜检，尿瘘修补术，术后患者恢复良好，医院建议其转上级医院进一步治疗。2004年3月3日患者尿道内支架管脱出，能自行排尿，尿线粗且有力，但约6周后，尿线又变细且排尿时有漏尿，故医院于2004年5月29日再次请省级专家为患者行尿道内切开术，术后于2004年6月11日为患者拔除尿管，患者排尿通畅，仍有少许漏尿。2004年7月22日，患者诉近日排尿时漏尿较多，医院检查见患者尿道外口处尿道狭窄，故于2004年7月28日为患者行尿道扩张术，术后患者排尿通畅。2004年8月17日，患者再次诉尿线变细，医院再次为其行尿道扩张术，此后多次行尿道扩张治疗至2004年11月9日。

争议焦点：患方认为由于医院手术操作失误导致患者发生尿瘘；医方认为尿瘘的发生系手术并发症，不属于医疗事故。

鉴定专家分析：

1. 患者本身存在阴茎先天畸形，诊断为蹼状阴茎。

2. 当地县医院为患者所行手术有手术指征，但手术过程中操作不够规范，导致患者术后尿瘘。

3. 医院提供的医疗服务与患者的尿瘘现状有一定的因果关系。

4. 医院的手术操作不够规范对患者术后尿瘘负有次要责任。

结论：属于三级戊等医疗事故，医院承担次要责任。

医学法学评析：阴茎矫形术的并发症之一是尿瘘，但是由于手术过程中有违反手术操作规范的行为，导致的并发症即构成医疗事故。此实例的经验与教训：

医务人员的手术操作过程必须符合手术操作规范。

[实例65] **诊疗经过：**患者，男，30岁，2003年9月25日因"被刀刺伤左侧腹部"入住当地县医院外科，入院时检查：生命体征平稳，左侧腹部有3cm长伤口，伤口处有大网膜脱出，无休克及腹膜炎表现，B超发现左肾下极外上方有4.9cm×4.0cm低回声光团，医院给予行保守治疗。因患者持续发热不退，医院怀疑结核而行相关检查，并于2003年10月13日给予抗结核药治疗，用药5天，2003年10月18日医院在连续硬膜外麻醉下为患者行剖腹探查术，术中发现其肾周炎症浸润，后腹膜、腰肌间多房性脓肿，乙状结肠有直径为0.5cm大小的穿孔，医院行脓肿清除，乙状结肠修补及创腔引流术，术后第1天患者伤口渗湿，第4天出现排尿困难，医院行导尿，导尿后出现血尿。术后第5天诊断为尿漏，经引流、对症、止血等处理，尿漏无好转，因患者要求转院而出院。2004年1月7日患者到某省级医院住院，行左输尿管插管失败，医院

嘱观察 1 月后再行输尿管修补术，故患者住院一周后出院。2004 年 3 月 5 日至 3 月 29 日在当地县中医院住院，医院给予对症支持治疗。2004 年 3 月 30 日至 4 月 16 日住另一家省级医院泌尿外科治疗，经剖腹探见输尿管上段狭窄，医院给予行狭窄段输尿管端端吻合术。出院后患者仍有腰酸胀，血尿，尿频，尿急，失眠，食欲不振，乏力等症状。

争议焦点：患者认为由于县医院的医疗过失行为导致患者发生感染及尿漏。

鉴定专家分析：

1. 当地县医院在为患者提供医疗服务的过程中存在过失：根据患者所受外伤，有明确手术指征，但医院未及时进行手术探查。

2. 患者发生感染及手术后尿漏以及目前存在的左肾功能轻度异常，与医院的上述过失有因果关系。

3. 医院的上述过失对患者目前左肾功能轻度异常负有主要责任。

结论：属于三级戊等医疗事故，县医院承担主要责任。

医学法学评析——此实例的经验与教训：

根据患者所受外伤，结合临床表现及检查结果，患者有明确的手术指征，但是医院未及时给予手术探查，延误了治疗。

[实例 66] 诊疗经过：患者，女，33 岁，因"反复右腰部疼痛 2 年余，加重并局部肿块 1 月"，于 2003 年 8 月 1 日入住当地某医院。入院检查：生命征平稳。心肺无异常。右腰部丰满，局部皮肤发红，可触及约 7cm×6cm 肿块，触痛，右肾区叩痛。B 超、腹平片和排泄性尿路造影报告显示：右肾多发性结石并脓肾、右肾无功能。心电图显示：窦性心律。肝肾功能电解质检查正常，凝血机制筛选检查正常，大小便常规正常。血常规：白细胞 $7.7×10^9/L$，血红蛋白 93g/L，血小板 $150×10^9/L$。初步诊断：右肾多发性结石并脓肾，右肾无功能。经用 N.S250ml + 青霉素 800 万 u、氧氟沙星针 250ml、甲硝唑针 250ml 静滴治疗 6 天和其他术前准备后，于 8 月 7 日上午 8 点在硬膜外腔穿刺失败后，改用全麻下行右肾切除术。术中 11 点 30 分患者突发心搏骤停，经积极组织抢救，输血、安装临时起搏器等多种措施后，仍抢救无效于 2003 年 8 月 7 日下午 4 点 24 分死亡。右肾病理切片检查：多发性结石并脓肾形成。

争议焦点：患方认为由于医务人员在术中和麻醉过程中操作失误，导致患者死亡。

鉴定专家分析：

1. 医院在为患者提供医疗服务的过程中存在医疗过失行为：

（1）术中操作不当。

（2）术中观察病情不严密。

（3）术中处理、抢救措施不力。

2. 患者因右肾多发结石并脓肾、右肾无功能而入院，诊断明确，有明确的手术指征，因并发脓肾，给手术带来一定难度。

3. 患者的死亡系术中失血性休克所致。

4. 医院的医疗过失行为与患者的死亡存在直接因果关系，并负主要责任。

结论：属于一级甲等医疗事故，医院承担主要责任。

医学法学评析：患者在术中发生大量出血，血压下降的情况，术中输血 3000ml。根据病历中记录由于右肾粘连严重，医务人员在术中未首先处理肾蒂，而是采取将肾脏组织分块切除，最后再处理肾蒂的不恰当方法。此实例的经验与教训：

1. 右肾毗邻下腔静脉，医生操作不规范，损伤下腔静脉，导致大出血。

2 手于术中要严密观察患者生命征和出血情况，抢救措施必须到位。最终患者死亡。

【心外科】

[实例 67] 诊疗经过：患者，女，57 岁，因"劳累性胸闷伴心悸 30 余年"，于 2004 年 7 月 30 日入住某省级医院心外科。患者 30 年前曾因风心病二尖瓣狭窄在其他医院接受过二尖瓣闭式扩张术。此次住院后，诊断为二尖瓣狭窄闭锁不全，主动脉瓣轻度闭锁不全，二级心功能。经过术前检查及处理，医院于 2004 年 8 月 11 日在低温体外循环下为患者行二尖瓣及主动脉瓣置换术。因术后出血，2004 年 8 月 12 日医院又为患者行开胸止血术，术后患者出现低心排、低氧血症，经气管切开及左心辅等抢救治疗无效，患者于 2004 年 8 月 14 日死亡。

争议焦点：患方认为医院在为患者提供医疗服务中，手术操作失误以及术后处理不及时，导致患者大出血而死亡；医院认为该患者发生术后大出血，医院已尽最大努力抢救患者，患者的死亡系心脏手术的并发症。

鉴定专家分析：

1. 医院在为患者提供医疗服务过程中，存在以下过失：

（1）对心脏术后再次二瓣置换手术指征掌握不严。

（2）对术中、术后出血处理不当，治疗措施不力。

2. 医院的上述过失是导致患者术后低血容量休克、低心排及多器官功能衰竭死亡的主要原因。

3. 医院的上述过失与患者的死亡有因果关系。

4. 医院的上述过失对患者的死亡负有主要责任。

结论：属于一级甲等医疗事故，医院承担主要责任。

医学法学评析：无症状或心功能属于 I 级者，不主张施行手术。心功能属于 II 级以上者均应手术治疗。二尖瓣术后再狭窄的病例，应在体外循环直视下行二尖瓣分离术或瓣膜成形术。若瓣膜病变严重，已有重度纤维化、硬化、挛缩或钙化，则需切除瓣膜，做人工瓣膜替换术。此实例的经验与教训：

1. 医务人员要严格掌握手术适应症。

2. 换瓣术后早期出血的原因主要是：（1）血小板和凝血酶原的损耗出血；（2）术中缝合损伤左心壁导致心脏撕裂出血；（3）术中对心脏和主动脉创面处理欠妥，导致创面出血。

3. 专科医生应该掌握换瓣术后早期出血的原因，并给予正确处理。

【血管外科】

[实例 68] **诊疗经过：**患者，男，75 岁，因"腰痛伴双下肢剧痛及活动障碍 2 小时"，于 2004 年 8 月 14 日上午以急性脊髓损伤，脊髓震荡入住某省级医院骨科，入院后经过相关检查，医院给予患者甘露醇脱水，激素，输注 B 型血小板 10u 等对症支持治疗，并请院内、院外多科专家会诊，但治疗效果不明显，患者双侧腹股沟以下肢体皮肤温度明显降低，皮肤青紫，且继之出现血尿和下消化道出血。2004 年 8 月 17 日上午患者被转入某部队医院，经 B 超检查腹部血管及四肢血管诊断为腹主动脉栓塞，双下肢坏死，经抢救治疗无效，患者于 2004 年 9 月 26 日上午死亡。

争议焦点：患方认为由于医院诊断失误，而延误了对病人的抢救时间，导致患者双下肢坏死，治疗无效死亡；医方则认为由于患者病情特殊，且由非血管外科的医生给予诊断和治疗，要想及时做出正确判断和治疗难度非常大。

鉴定专家分析：

1. 医院在为患者提供医疗服务过程中，未按诊疗常规对周围血管相关疾病进行相应的观察和检查，未组织有关血管外科专家对患者病情进行会诊，故未能对患者病情做出及时正确的诊断和抢救治疗，存在过失。

2. 患者死亡的原因为动脉粥样硬化，腹主动脉髂动脉栓塞，双下肢坏死，中毒性休克。该省级医院的上述过失与患者死亡之间存在因果关系。

3. 医院的上述过失对患者死亡负有主要责任。

结论：属于一级甲等医疗事故，医院承担主要责任。

医学法学评析：临床工作中有一类型医疗事故的发生是由于病人所患疾病不属于首诊时的科室，而且接诊医生对该疾病认识有局限性，最终导致误诊、误治。此实例的经验与教训：

1. 对于省州市二级以上医院来说，门诊给予病人初步判断和正确分流病人就医至关重要。

2. 门诊是一个要求对病人快速做出判断，及时处理，并且正确引导病人接受后续治疗的重要部门。门诊医生应该具有全科知识，临床经验丰富，能够对病人的治疗方向作出正确指导意见。

3. 首诊医生对于疑难杂症更要有高度的责任心，要及时组织院内外会诊、给予相应检查和转科、转院处理。

【胸外科】

[实例 69] **诊疗经过：**患者，男，58 岁，因"反复咯血"，于 2002 年 5 月 20 日入住某省级医院，医院经检查发现患者左下肺有包块，于 2002 年 5 月 27 日为患者行左下肺叶切除术，术后病理诊断为左下肺炎性假瘤。经左下肺叶切除术后，患者仍有咯血，医院又多次为患者行纤维支气管镜检查及腔内治疗，并前后 4 次行剖胸手术，患者仍有咯血，其间医院也多次请省内其他医院专家会诊及北京专家远程会诊，结果均未找到患

者咯血原因。至 2004 年 3 月患者出现吞咽困难，经相关检查确诊为晚期食管癌，专家会诊意见无手术指征，医院给予支持、对症治疗，终因医治无效，患者于 2004 年 4 月 11 日死于呼吸衰竭。尸检报告：患者系食道癌晚期，癌细胞侵犯多器官，致全身多器官功能衰竭死亡。

争议焦点：患方认为由于医院的诊疗失误使患者食管癌在长时间内未被确诊，存在医疗过失行为。

鉴定专家分析：

1. 医院在为患者提供医疗服务的过程中存在以下过失：

（1）因患者反复咯血，医院以左下肺包块为其施行左下肺叶切除术，术后患者仍反复咯血，医院虽经多次支气管纤维镜诊治及 4 次手术均未达到治疗目的，直到 2004 年 3 月才发现食管癌，已经晚期，存在医疗过失行为。

（2）患者的死亡原因为食管癌晚期导致多器官功能衰竭。

（3）患者病情复杂，临床表现特殊，诊断较为困难，是造成医院未能尽早明确诊断的主要原因。

2. 医院的医疗过失行为与患者食管癌晚期死亡之间存在一定的因果关系。

3. 医院对患者食管癌发展至晚期死亡负有次要责任。

结论：属于一级甲等医疗事故，医院承担次要责任。

医学法学评析：该例患者病情有特殊性，早期诊断有一定难度。由于医务人员临床思维狭窄，把反复咯血的原因归结在肺部，虽然多次行支气管纤维镜检查以及先后 4 次手术治疗均未对疾病做出早期、正确的诊断，延误了对患者疾病的治疗。此实例的经验与教训：

1. 食管癌的另一个不常见的临床表现是反复咯血。

2. 医务人员被患者肺炎性假瘤误导，临床思考判断仅集中在肺部。

[**实例 70**] **诊疗经过：**患者，女，32 岁，因"发现左乳房包块 3 年余"，于 2004 年 11 月 9 日到某市妇幼医院行红外线扫描检查，诊断不能确立。2004 年 11 月 10 日在市 A 医院行左侧乳房包块穿刺针吸涂片检查，医院给予取材涂片 13 张，行固定、瑞氏染色，在高、低倍显微镜下观察后，初步诊断为左乳腺癌。2004 年 11 月 12 日患者到当地某部队医院行乳腺超声检查，报告为左乳腺纤维瘤可能。2004 年 11 月 12 日患者因上述问题入住市 B 医院胸外科，入院诊断左侧乳腺癌，经术前常规准备后，医院于 2004 年 11 月 16 日在全麻下为患者行左侧乳腺癌改良根治术，手术顺利，术后恢复良好，术后病理检查报告为左侧乳腺纤维瘤，淋巴结反应性增生。经省级医院病理科再次切片复查，结果为左乳腺纤维腺瘤（管内、管周混合型）。患者术后住院 21 天，于 2004 年 12 月 3 日出院。

争议焦点：患方认为由于医生的错误诊断，草率实施手术治疗，误将患者的正常乳腺当做乳腺癌切除，属于医疗事故。

鉴定专家分析：

1. 某市 B 医院和 A 医院在为患者诊治的过程中存在过失：

（1）A 医院所做穿刺细胞病理诊断结论是错误的。

（2）B 医院术前未进行确切的病理学诊断，仅根据细胞学检查及临床体检就施行乳腺癌简化根治术是错误的。

2. A 医院和 B 医院的上述过失与患者左侧乳房被切除有因果关系。

3. B 医院因为错误的诊断导致错误的治疗，对患者左侧乳房被切除负有主要责任；A 医院穿刺细胞病理诊断错误对患者左侧乳房被切除负有次要责任。

结论：属于三级丁等医疗事故，A 医院承担次要责任，B 医院承担主要责任。

医学法学评析——此实例的经验与教训：

1. 乳腺穿刺细胞病理诊断的准确性不高，容易产生假阳性。

2. 仅凭细胞学检查和体检结果，而无确切的病理学诊断，医院轻率将患者乳房切除，违反了乳腺癌治疗原则。

[实例71] **诊疗经过：**患者，男，30 岁，于 2004 年 8 月 20 日 0 时 45 分因"被他人打伤头部，刀刺伤左胸背部后流血、烦躁不安 1 小时"入住当地某部队医院，经摄片后于同日 1 时 10 分到病房入住，体格检查：心率 80 次/分，呼吸 20 次/分，血压 90/60mmHg，烦躁不安，被动体位，口角见少许呕吐物，呼出浓烈的酒味，后枕部可见一"鹅蛋"大小的头皮血肿，双侧瞳孔等大等圆，直径 4mm，对光反射迟钝，口腔内可见呕吐物，气管居中，双侧胸廓对称，左侧胸背部近脊柱第 10、11 肋间可见一长约 15cm，深达肋骨的伤口，伤口处皮肤、浅筋膜肌腱及血管等完全断裂，边缘整齐，流血不止，双肺呼吸音粗糙，可闻及散在湿啰音，胸部 X 线片提示：胸膜未见明显异常。诊断为：（1）胸背部开放性刀刺伤；（2）创伤性休克；（3）创伤性脑损伤：①颅内血肿可能，②头皮血肿；（4）醉酒。即给清创缝合，肌注安定注射液 10mg，1 时 20 分给予吸氧。在清创过程中，1 时 30 分，患者呕吐胃内容物 100ml，呕吐呈喷射状，有明显酒味，给予吸痰，清理口腔污物后继续清创止血，1 时 50 分肌注杜冷丁针 50mg。2 时 58 分清创缝合还未完成，患者突然出现呼吸、心搏骤停，立即给予吸痰，清理口腔污物，并同时给予胸外心脏按压，气管插管人工辅助呼吸。3 时 10 分血压为 70/36mmHg，四肢稍凉，呼吸、心跳未恢复。3 时 20 分血压为 37/25mmHg，血氧饱和度 68%，双瞳孔散大，直径约 8mm，对光反射消失。持续胸外心脏按压，人工辅助呼吸，并以 200 焦耳，320 焦耳电除颤 2 次，但自主呼吸、心跳均未恢复，双瞳孔固定，3 时 30 分血压为 0，继续抢救，于 3 时 40 分抢救无效死亡。尸检结果：患者的呼吸道和肺内有大量胃内容物。

争议焦点：患方认为由于医疗操作存在过失行为导致患者呼吸道吸入大量胃内容物窒息死，属于医疗事故；医方则认为患者的死亡是自身酒醉后吸入胃内容物所致。

鉴定专家分析：

1. 患者系急性酒精中毒，头、胸背部外伤，病情危重。

2. 医院在为患者提供医疗服务过程中，抗休克、止血、清创缝合措施到位。但对急性酒精中毒的并发症重视不够，对呼吸道保护不力。死亡原因系呼吸道吸入异物窒息死亡。

3. 医院在为患者提供医疗服务过程中存在过失，与患者死亡有因果关系。

结论：属于一级甲等医疗事故，医院承担次要责任。

医学法学评析：急性酒精中毒最主要最严重的并发症之一是呕吐窒息死亡。医务人员对患者的胸部刀伤进行清创缝合时，患者的体位为俯卧位，面部朝向枕头，在缝合的过程中医务人员未意识到患者可能会发生呕吐，未对患者的呼吸道采取保护措施。

1. 重度急性酒精中毒病人易发生呕吐，甚至吸入胃内容物窒息。

2. 此类病人在清创缝合过程中应该注意对呼吸道进行保护，若病人需要俯卧位时，应将病人的头部伸出治疗床外。

[实例72] 诊疗经过：患者，男，63 岁，体检行 X 线检查发现右上肺部阴影，以左肺阴影待查收住某省级医院。入院后经 CT 和支纤镜检查诊断为：肺癌。于 2006 年 3 月 2 日在全麻下行肺癌切除术＋胸腔闭式引流术。术后 10 天患者胸腔闭式引流管松动，医生给予重新缝合固定引流管，当时医生操作时间长，患者疼痛难忍，之后右手一直疼痛，不能抬起，睡觉时不能侧向右侧，未引起医生的重视，复查胸部 X 线的结果未记录，也未将结果告知患者，术后第 42 天患者出院后右手一直疼痛，不能抬起。由于患者一直感到右手指疼痛，右侧胸壁有触压痛，不能右侧卧位，右臂活动受限，在 14 个月内反复到多家医院就诊，胸部 X 线片示：软组织内金属异物存留（折断的缝合针）。之后在当地医院进行了手术治疗，术中取出断针一枚，系医用三角缝合针。取出异物后，患者右手疼痛及右胸壁不适感消失。

争议焦点：患方认为患者体内遗留断针是医务人员在缝合固定引流管违反操作原则，导致缝合针折断，且医院没有给予进一步处理，给患方造成巨大痛苦，属于医疗事故。

鉴定专家分析：

1. 医院为患者提供医疗服务过程中，对患者肺癌的诊断明确，治疗及时、有效。

2. 医务人员在进行引流管固定时，操作失误致使缝合针折断遗留在患者软组织内，且医院未积极采取措施给予进一步检查与处理。

3. 医院的上述过失与缝合针折断遗留在患者体内有因果关系。

4. 医院的上述过失对患者二次手术治疗负有完全责任。

结论：属于四级医疗事故，医院承担完全责任。

医学法学评析：缝合针折断在患者体内未向上级医生汇报并且不继续检查处理违反了医疗原则；向患者隐瞒实情，侵犯了患者的知情权，违反《医疗事故处理条例》、《医疗机构管理条例》、《执业医师法》的规定。此实例的经验与教训：

1. 手术缝合时发生断针情况，必须寻找到折断部分；若折断部分在体内应该及时检查明确位置，将其取出。

2. 发生医疗损害后应该及时主动告知患者及其家属情况，进行充分的沟通，取得患者的理解与配合。

外科系统发生医疗事故的主要原因

1. 违反《病历书写基本规范》、《查房制度》、《麻醉制度》、《手术制度》、《医疗机构管理条例》、《执业医师法》及违反告知义务。

2. 术前诊断不明确；术式及手术时机选择不合理，甚至违背手术原则。

3. 将其他疾病误诊为阑尾炎。

4. 术中损伤周围器官。

5. 观察病人不仔细，未及时寻找出现异常情况的原因。

6. 对骨折病人未及时跟踪随访；选择内固定材料不合理。

7. 漏诊复合伤患者的伤情。

8. 对早期骨筋膜室综合征缺乏认识。

9. 违反动脉损伤的治疗原则。

10. 取出留置体内的医学异物时未检查其完整性。

11. 漏诊糖尿病患者。

12. 手术操作不规范、违反医疗原则，手术及麻醉过程中观察病情不仔细，抢救措施不到位。

13. 颅脑损伤患者未行 CT 检查。

14. 接诊医生经验不够，误诊误治病人。

15. 违反乳腺癌的治疗原则。

三、妇产系统

妇产科是最容易产生医疗事故的科室，产科尤为高发，往往造成孕产妇死亡和婴儿产伤。产生医疗事故的主要原因是违反缩宫素使用原则和助产原则以及对产程观察不严密，对新生儿抢救不力，对产后出血、妊高症、前置胎盘、胎盘剥离等的判断和处理不正确。

【产科】

[实例 73] 诊疗经过：患者，35 岁。因"第二胎孕 40 周，头位，分娩先兆"，于 2003 年 7 月 27 日 11 时 40 分入住当地医疗卫生服务中心，入院后产科检查宫口开 3cm，羊水未破，宫缩无记录，当日 14 时 30 分产妇颈管消失，宫口开 4cm，医疗卫生服务中心给予产妇阴道后穹隆放入米索前列醇，由护士观察产程进展（无医学记录）。2003 年 7 月 27 日 18 时 10 分产妇宫口开全，胎膜自破，羊水微混浊，医疗卫生服务中心给予吸氧、半卧位处理，并嘱产妇用力分娩，此时测血压为 90/60mmHg。2003 年 7 月 27 日 18 时 40 分医生发现产妇表情淡漠，乏力，即呼 120 急救，同时给予心脏按摩，加大吸氧，肌注可拉明，肾上腺素各 1 支等处理后，在 120 医师参与下抢救，终因抢救无效，产妇于 2003 年 7 月 27 日 19 时 55 分死亡。

争议焦点：患方认为由于医方对产妇的观察及处理不当，导致产妇死亡；医方认为是由于产妇本身具有心脏病变，产程中死亡是无法预料、不能防范的后果，不属于医疗事故。

鉴定专家分析：

1. 医疗卫生服务中心在为产妇提供医疗服务的过程中，存在以下违法违规过失：

（1）不具备产科执业行医的资格，属超范围行医，医学记录不全。

（2）在为产妇使用米索前列醇后观察不严密。

（3）对产妇的急性病情变化未能正确识别和有效地处理。

2. 根据资料分析及尸检结果：产妇心脏原有病变，未发现羊水栓塞，产妇的死亡原因为分娩Ⅱ期急性呼吸、循环功能衰竭，急性肺水肿。

3. 医疗卫生服务中心的上述过失与产妇的死亡有一定的因果关系。

4. 医疗卫生服务中心的过失对产妇的死亡负有次要责任。

结论：属于一级甲等医疗事故，医疗卫生服务中心承担次要责任。

医学法学评析：负责接生的医生不具备产科执业行医资格，属于超范围行医，违反了《中华人民共和国执业医师法》第十四条、第二十三条的规定。此实例的经验与教训：

1. 该医疗卫生服务中心违反《执业医师法》的有关规定。

2. 医务人员对产妇待产时的观察不仔细，未能够正确判断产妇发生急性呼吸、循环功能障碍而采取积极有效的措施抢救。

[实例74] **诊疗经过：**患者，23岁，2003年11月25日因"停经9月，要求剖宫产"入住当地县妇幼保健院。产妇末次月经为2003年2月28日，预产期2003年12月5日。入院检查无特殊，产科检查：宫高40cm，腹围99cm，胎头高浮，胎心音正常，骨盆外测量正常。医院于2003年11月25日18时30分在硬膜外麻醉下为产妇行剖宫产术，术中以枕后位娩一男婴，新生儿Apgar评分1分钟3分，5分钟7分，重3200g。术中因胎头娩出困难辅以艾里氏钳钳夹头皮牵引，造成新生儿头皮不规则裂伤，医院立即给予行头皮创口缝合，术后给抗感染、止血，对症支持治疗。根据医方申诉材料描述，婴儿出生第二天一般情况良好，送入病房母婴同室，出生第三天出现黄疸，医院给茵陈汤进行治疗后好转，头部创口第7天拆线，Ⅰ期愈合，于2003年12月9日出院。2003年12月25日婴儿因皮肤黄染，发作性双眼凝视20余天，哭闹7天入住当地州级医院儿科。经询问病史、体格检查、头颅CT、脑电图、肝肾功能及电能质等检查，诊断为：（1）G-6PD缺乏症；（2）缺氧缺血性脑病；（3）头皮血肿；（4）头皮裂伤恢复期。经州级医院给予营养脑细胞及对症支持治疗等处理14天后，婴儿出院。

争议焦点：患方认为由于医方手术操作失误致新生儿头部损伤。

鉴定专家分析：

1. 县妇幼保健院在为产妇提供的医疗服务过程中，存在以下过失：

（1）行剖宫产术前估计不足，器械药物准备不齐全，致使术中发生问题时不能及时解决，最终导致新生儿头皮裂伤及重度窒息。

（2）术后各种医疗文书记录不全面。

2. 婴儿在经剖宫产娩出过程中发生头皮裂伤及娩出后发生新生儿重度窒息与县妇幼保健院的过失有直接因果关系。

3. 县妇幼保健院的过失对新生儿的损害后果负有完全责任。

结论：属于四级医疗事故，县妇幼保健院承担完全责任。

医学法学评析：剖宫产切开子宫前，一方面应估计切口宽度能否满足胎儿娩出的需要，必要时可将切口端向上延伸若干厘米；另一方面，对胎儿头高浮估计娩头困难者，应准备好产钳等器械助娩，避免新生儿窒息的发生。此实例的经验与教训：

1. 对娩头困难估计不足，器械准备不充分。

2. 对头皮损伤、重度窒息的新生儿未做早期营养脑细胞治疗。

[**实例75**] 诊疗经过：患者，31 岁，因"停经10月，伴阴道流水6小时余"，于2006 年3月2日16时30分入住当地私立妇产医院。产妇平素月经规律，末次月经为2005 年5月3日，预产期为2006 年2月10日。入院检查无特殊，产科检查：宫高31cm，腹围102cm，体重66kg，身高154cm，宫缩20秒/10～15分钟，胎位为头位，胎心率为140次/分，跨耻症阴性，胎儿重估3500g±，骨盆内、外测量无异常，宫口开1cm，先露为头 S-3，胎膜已破，羊水清。入院诊断：（1）G_3P_1 孕42^{+6}W，头位，过期妊娠；（2）胎膜早破。2006 年3月3日8时医院考虑潜伏期延长，与产妇亲属谈话后，给予产妇5% G.S+缩宫素2.5u 静脉点滴，2006 年3月3日13时35分医院给予产妇行硬膜外镇痛分娩，此时检查宫口开大5cm，先露头 S-2，14时30分产妇宫口开7～8cm，先露头 S+2，胎心好，15时产妇宫口开全，先露头 S+3。因出现胎心变化，100～125次/分，不规则，羊水Ⅲ°混浊，再次与产妇亲属谈话后，医院于2006 年3月3日15时30分为产妇行胎吸助产，15时37分产妇经胎吸助产娩出一男婴，Apgar 评分1分钟8分，体重3400g，胎儿娩出16分钟后胎盘完整娩出，阴道流血多，医院考虑产妇子宫收缩乏力，给予缩宫素，子宫按摩后未见好转，检查软产道发现宫颈3点、9点处裂伤，无活动性出血，距穹窿顶端2cm 左侧阴道壁黏膜裂伤，长约2cm，无出血，会阴正中裂伤约2cm，给予缝合。产妇仍有阴道流血，出血量约达到1000ml。经促宫缩，按摩子宫后，病情仍无好转，医院考虑阴道流血来自宫腔，于2006 年3月3日16时50分由120急救车将产妇转送县医院抢救。入县医院时，产妇神志不清，血压为0，脉搏触不到，呼吸6～10次/分，血色素40g/L，阴道仍持续大量出血，且不凝固，宫颈3点、9点处裂伤达穹窿顶端，触及缝合线，子宫底平脐，质软。诊断为：（1）产后大出血，宫颈裂伤，子宫破裂?（2）失血性休克；（3）DIC；（4）会阴Ⅱ°裂伤。县医院在积极抗休克的同时，为产妇行剖腹探查术，术中见其子宫颈9点处裂伤深至子宫下段，破口顶端约1cm 未缝及，双侧阔韧带分别有一4cm×4cm 大小的血肿，双侧附件水肿，术中考虑：子宫破裂，宫颈裂伤，失血性休克，DIC，会阴Ⅱ°裂伤，给予行子宫全切＋会阴裂伤修补术，术后经抗炎对症支持治疗后，产妇于2006 年3月17日自动出院。

争议焦点：患者认为由于私立医院的过失医疗行为导致产妇大出血，子宫被切除；医方则认为医院已经为产妇进行了软产道撕裂缝合，产妇的产后大出血是由于产妇子宫收缩乏力引起，不属于医疗事故。

鉴定专家分析：

1. 某私立妇产医院在为产妇提供医疗服务过程中存在以下过失：

（1）对产妇病情观察不严密。

（2）在整个医疗过程中，未履行医方与患方的签字手续。

（3）对产妇子宫下段破裂未及时发现，致使其子宫全部切除。

2. 妇产医院的医疗过失与产妇的子宫被切除有因果关系。

3. 妇产医院的医疗过失对产妇的子宫切除负有主要责任。

结论：属于三级丙等医疗事故，妇产医院承担主要责任。

医学法学评析：当地县医院为产妇行子宫全切术后，病理证实：子宫下段破裂。产后大出血的原因常见的有子宫收缩乏力、胎盘滞留、凝血功能障碍、软产道撕裂伤等。

此实例的经验与教训：

1. 医生错判产妇产后大出血的原因。

2. 未及时发现子宫下段破裂并给予完整缝合，致使产妇出血不止，子宫被切除。

[实例76] **诊疗经过：**患者，因"停经9月余，腹痛3小时"，于2005年6月30日收住当地中心卫生院妇产科。入院时查：头、颈、心、肺无异常，腹部膨隆，触及胎体，专科检查：身高150cm，体重57kg，宫高28cm，腹围98cm，头位，胎心率140次/分，胎头浮，跨耻症阳性。骨盆内、外侧量正常。宫口未开，诊断为：G_1P_0孕足月头位，临产，头盆不称。因头盆不称，医院向产妇及家属告知病情，签署手术同意书后，于2005年6月30日下午18时左右在连硬外麻醉下行剖宫产术。术中见先露为头和单足复合先露，由于胎头较高，而行足牵引娩出胎儿，牵引中，由于子宫下段形成不良，子宫强直性收缩，宫壁紧裹胎体，致牵引困难。婴儿娩出时青紫窒息，在处理新生儿时发现其右下肢股骨处皮肤隆起，考虑右股骨骨折，并行X线摄片检查示：右股骨中段骨折，成角畸形。经外科和骨伤科医生会诊后给新生儿行伤肢复位，小夹板外固定术，术后第二天摄片显示：右股骨骨折端复位欠佳，决定行牵引固定，患儿家属要求转上级医院治疗，于7月2日自行转院。

争议焦点：患方认为由于医院粗暴操作导致新生儿右股骨发生骨折。

鉴定专家分析：

1. 中心卫生院在为婴儿提供的医疗服务中存在过失：

（1）术前对胎先露情况估计不足。

（2）术中处理手法不当。

2. 中心卫生院的医疗行为与婴儿的右股骨骨折有因果关系。婴儿的右股骨骨折与胎儿的复合先露也存在因果关系。

3. 中心卫生院对婴儿的右股骨骨折负主要责任。

结论：属于四级医疗事故，卫生院承担主要责任。

医学法学评析——此实例的经验与教训：

剖宫产术中行足牵引出胎儿时由于术者操作粗暴，手法不当，容易损伤新生儿右股骨，导致骨折。

[实例77]　诊疗经过：患者，24岁，因"停经7月余，性交后腹痛"，于2004年5月6日12时30分到当地县妇幼保健院就诊，医院经相关检查后诊断为：G_2P_0 孕 28^{+5} W，头位，先兆早产，给予硫酸镁7.5g、地塞米松10mg静脉滴注及VitE胶丸、舒喘灵片口服治疗，经上述处理后，孕妇腹痛缓解，于当日（5月6日）19时左右回家。2004年5月8日孕妇因头昏、脚肿再次到县妇幼保健院就诊，行胎心音检查，并给予吸氧治疗。2004年5月13日7时30分左右孕妇突然发生昏倒并四肢抽搐，于8时20分第三次到县妇幼保健院就诊，经检查初步诊断为重度妊高症，医院未予治疗，建议孕妇转上级医院治疗。2004年5月13日9时孕妇被转入当地州级医院妇产科。入院时检查：T37.4℃，P84次/分，R20次/分，BP170/110mmHg，双眼睑轻度水肿，双下肢Ⅲ°浮肿，尿常示：尿蛋白+++；产检：先露为头，未入盆，宫高26cm，腹围92cm，胎心率140次/分。诊断为 G_2P_0 孕 29^{+2} W，头位，重度妊高症，子痫。经镇静解痉，降压等治疗后效果欠佳，医院于当日（2004年5月13日）21时为孕妇行剖宫娩出一男婴，新生儿体重1000g，Apgar立即评分为3分，即送儿科重症监护室抢救，但终因抢救无效，新生儿于2004年5月16日1时50分死亡。新生儿死亡诊断：早产儿，重度窒息，呼吸循环衰竭。孕产妇于2004年5月19日出院，之后康复良好。孕产妇此次妊娠末次月经为2003年10月8日，2004年1月28日在县妇幼保健院建立了孕产妇保健手册，但孕妇未按要求定期产检。

争议焦点：患方认为保健院违反产前保健检查原则，未对孕妇进行仔细体检，使患者的妊娠高血压综合征未得到及早处理。

鉴定专家分析：

1. 县妇幼保健院在为孕产妇提供医疗服务的过程中存在以下过失：

1）2004年5月6日及5月8日产检不细致、不全面，未能及时发现孕产妇所患妊高症并给予相应治疗。

2）不能提供《医疗事故处理条例》所规定的可予采信的原始检查记录。

2. 妊高症是妊娠期的特有疾病，孕产妇所患妊高症已发展至产前子痫，为挽救其生命必须即时终止妊娠。早产儿各器官发育尚不成熟是孕产妇的新生儿未能存活的主要原因。

3. 县妇幼保健院的上述医疗过失与孕产妇罹患妊高症无关，但与其妊高症的发展及损害后果有一定的因果关系，妇幼保健院对此负有轻微责任。

结论：属于三级戊等医疗事故，医院承担轻微责任。

医学法学评析：孕妇在妇幼保健院建立了孕产妇保健手册，但保健院的产前检查不仔细、不全面，违反了产前检查常规（未测量孕妇血压），故未能及时发现孕妇患有妊娠高血压综合征。此实例的经验与教训：

测量血压是定期产前检查的重要环节，是早期发现妊娠高血压综合征的重要方法。

[实例 78] 诊疗经过：患者，28 岁，因 "G_2P_0 孕 38^{+3} W，羊水过多，胎膜早破，脐绕颈，阴道流水 1 小时"，于 2006 年 1 月 13 日 0 时 50 分入住某市医院产科。产妇平素月经规律，末次月经为 2005 年 4 月 18 日，预产期为 2006 年 1 月 25 日，孕期定期产检。2005 年 12 月 12 日行产科 B 超检查发现羊水过多，羊水指数为 40.3，2005 年 12 月 14 日在外院再次行 B 超检查仍提示羊水过多，羊水指数为 27.9。入院时产检：产妇有不规律宫缩，胎心率 136 次/分，骨盆内、外测量均未发现异常，头先露，S－2，宫颈管展平，宫口开 1cm，胎膜已破，羊水清，胎儿估重 3432g，胎心监护基线 140 次/分，有宫缩，未见减速，医院向产妇及其亲属交代病情并征得同意后，给予产妇行阴道试产，并进行产程监护。2006 年 1 月 13 日 6 时产妇宫口开 3cm，医院给予行硬膜外分娩镇痛后，10 时 10 分产妇出现宫缩乏力，医院给予 5% G.S 500ml＋宫缩素 5u 静滴，10 时 40 分发现胎心率减慢，给予地塞米松 10mg 静推，11 时 10 分产妇宫口开 8cm，胎心率减慢到 78 次/分，医院给予阿托品处理后，胎心率逐渐恢复至 85～118 次/分，11 时 40 分产妇宫口开全，胎心率 165 次/分，在侧切下娩一男婴，新生儿体重 2850g，出生时呈重度窒息，Apgar 评分为 1 分，无呼吸，心跳弱，医院立即给予婴儿行吸氧、心外按摩、气管插管等心肺复苏抢救，5 分钟后婴儿 Apgar 评分为 5 分，心率 120 次/分，自主呼吸建立，为 60～80 次/分，有三凹症，呻吟，口周青紫，无肌张力。医院于 2006 年 1 月 13 日 13 时将婴儿转儿科治疗，诊断：新生儿重度窒息，HIE，颅内出血，新生儿产瘤，先天畸形——先天性马蹄内翻足，隐睾，新生儿湿肺性肺炎。2006 年 1 月 14 日医院对婴儿行颅脑 CT 检查提示：脑室内出血，右枕顶骨骨折，右颞、枕、顶部头皮下血肿，经儿科抢救治疗 4 天，终因抢救无效，婴儿于 2006 年 1 月 17 日 21 时 25 分死亡。死亡诊断：新生儿重度窒息并颅内出血，HIE 并多器官功能衰竭。2006 年 1 月 18 日尸检结论：新生儿重型颅脑损伤致呼吸循环衰竭死亡。

争议焦点：患方认为医方用药不当，抢救不及时致新生儿死亡；医方则认为患儿多发性先天畸形与其死亡有关。

鉴定专家分析：

1. 某市医院在为产妇提供医疗服务过程中存在以下过失：

（1）在产程中使用催产素无明确指征，当产妇静脉滴注催产素过程中出现胎儿宫内窘迫时，医院未予停用、反而加快催产素滴速，处理不当。

（2）第二产程过快（20 分钟），胎儿经过产道时增加了发生新生儿产伤的机会。

2. 根据临床资料及尸检报告，新生儿重度窒息，发生了颅内广泛性出血、DIC，导致呼吸循环衰竭是其死亡的主要原因，新生儿自身存在多发性先天畸形与其死亡也有关系。医院的上述过失与新生儿死亡有一定的因果关系。

结论：属于一级甲等医疗事故，医院承担轻微责任。

医学法学评析：使用缩宫素时一定要正确掌握其剂量、浓度和滴速，必须要有专人观察产妇子宫收缩情况以及胎心音和血压变化情况，若出现胎心率异常，应立即停止静脉滴注缩宫素。此实例的经验与教训：

1. 违反缩宫素的使用原则。

2. 胎心率发生异常时未及时停用缩宫素反而加快滴速，违反医疗原则。

[实例79] 诊疗经过：患者，33 岁，末次月经为 2004 年 10 月 2 日，预产期为 2005 年 7 月 9 日，因"第 1 胎孕 28 周，腹痛伴少量阴道流血 1 小时余"，于 2005 年 5 月 1 日 18 时到当地州级医院就诊，当时检查：胎心率 144 次/分，无宫缩，耻骨联合处压痛，阴道有少量血性分泌物。因孕产妇既往有宫颈息肉病史，孕期曾反复有少量阴道出血，B 超检查未发现前置胎盘，故医院考虑孕产妇为宫颈息肉出血，耻骨联合分离症，给予交代注意事项后让其回家休息。2006 年 5 月 2 日凌晨 0 点左右，孕产妇感腹痛加剧，0 时 13 分入住州级医院妇产科。入院时检查：宫高 28cm，腹围 101cm，胎心率 80 次/分，较弱，有轻微宫缩。阴道检查：宫口未开，宫颈口处见 3cm×3cm 舌状红色片状物，未见活动性出血。当即 B 超检查提示：宫内晚孕，单胎，未见胎心及胎动，羊水少，胎盘增厚。入院诊断：(1) 第一胎孕 28 周，早产先兆；(2) 宫颈息肉。(3) 死胎；(4) 阴道出血量少；(5) 胎盘早剥？医院向孕产妇亲属交代病情并征得同意后，给予严密观察。2006 年 5 月 2 日 1 时 20 分孕产妇阴道流血增多，呈鲜红色，量约 200ml，再次 B 超检查提示：胎盘厚度 5.2cm，羊膜囊内异常回声团块。医院诊断：胎盘早剥，于 2006 年 5 月 2 日 3 时 40 分为孕产妇行剖宫产术，术中娩出一死婴，男性，羊水量中等，色清，有血性羊水，胎盘已完全剥离，边缘可见血块压迹，于宫底处积有凝血块 900ml，子宫后壁及前壁约 1/4 面积呈紫蓝色，并有点状出血。娩出胎盘后，产妇的子宫不收缩，医院给予缩宫素及米索前列醇和刺激、按摩子宫，后行纱条填塞宫腔处理，子宫仍不收缩。为了挽救产妇生命，医院再次向产妇亲属交代病情并由亲属签字后，为产妇行子宫全切术。术中见产妇盆底仍有少量渗血，放置引流管 2 根后关腹，留手术室观察 3 个小时，此间从引流管流出新鲜不凝血液 400ml，医院疑诊产妇盆腔仍有活动出血，在外科主任等主任医师协助下，医院为产妇再次开腹探查，未发现活动性出血灶，排除肝脏等脏器自发性破裂的情况后予以关腹。术后医院给予产妇积极纠正贫血、预防感染及对症支持治疗，并于 2005 年 5 月 2 日 19 时 30 分请上级医院专家协助抢救。经上述治疗，产妇于术后 11 天痊愈出院。手术切下的子宫病检结果为：子宫肌壁浅层可见合体滋养叶细胞浸润。

争议焦点： 患方认为医院观察不严密，诊治不及时导致产妇产后大出血，子宫被切除；医方认为胎盘早剥合并 DIC 是引起产后出血，子宫切除的原因，不属于医疗事故。

鉴定专家分析：

1. 州级医院在为孕产妇提供医疗服务过程中存在以下过失：

(1) 观察不力。

(2) 延误诊治。

2. 医院的上述过失与孕产妇子宫切除有因果关系。

3. 医院的上述过失对孕产妇子宫切除负有主要责任。

结论：属于二级乙等医疗事故，医院承担主要责任。

医学法学评析：胎盘早剥危及母儿生命，其预后与处理的及时性密切相关，胎儿娩出前胎盘剥离可能继续加重，难以控制出血，时间越长，病情越重，因此，一旦确诊重型胎盘早剥必须及时终止妊娠。此实例的经验与教训：

1. 已经确诊胎盘早剥未及时终止妊娠。

2. 对胎盘早剥合并 DIC 认识不足，导致二次开腹处理。

[实例 80] 诊疗经过：患者，26 岁，因"停经 8 月余，阴道持续流液 12 小时"，于 2004 年 5 月 3 日 11 时就诊于当地县医院妇产科。入院时检查生命体征无异常，专科检查：宫高 28cm，腹围 91cm，无宫缩，头先露，未衔接，FHR160～170bpm，宫口未开，胎膜已破，骨盆内、外测量无异常，胎儿体重估计为 2500g，血常规：WBC7.8×10^9/L，N0.82，B 超提示羊水少。诊断为：1 孕 35 周，羊膜早破，胎儿宫内窘迫。医院为产妇急诊行子宫下段剖宫产术，手术过程中，因麻醉不松弛，胎头高浮，取头困难，改用头皮钳牵拉胎头娩出胎儿，新生儿娩出时头皮裂伤，Apgar 评分：1 分钟 3 分，5 分钟 7 分，羊水Ⅱ°混浊，体重 2200g，经清理呼吸道、心肺复苏等措施抢救，2004 年 5 月 4 日婴儿被转入某市医院儿科治疗，诊断为：（1）新生儿缺氧缺血性脑病；（2）颅内出血；（3）呼吸衰竭；（4）早产儿；（5）头皮外伤；（6）新生儿硬肿病；（7）新生儿高胆红素血症。2005 年 5 月婴儿到某医科大学儿童医院就诊，经相关检查被诊断为：脑瘫，癫痫。

争议焦点：患方认为医方手术失误，抢救不力致新生儿脑瘫；医方认为患儿因宫内窘迫及早产低体重容易发生新生儿缺血缺氧性脑病。

鉴定专家分析：

1. 县医院在为产妇提供医疗服务过程中，存在以下过失：

（1）医院对产妇所做胎儿宫内窘迫及胎膜早破的诊断依据不足。

（2）剖宫产手术指征不明确。

（3）剖宫产术手术切口选择欠妥。

（4）对新生儿重度窒息抢救不力。

2. 医院的上述过失与新生儿所患缺血缺氧性脑病、新生儿颅内出血之间存在因果关系。

3. 医院的上述过失对新生儿的病情现状负有主要责任。

结论：属于三级乙等医疗事故，医院承担主要责任。

医学法学评析：新生儿缺氧缺血性脑病（HIE）是引起新生儿慢性神经系统损伤的主要原因之一，早产儿的发生率远高于足月儿。当早产儿不可避免时，一方面应采取相应的治疗提高早产儿的存活率；另一方面，防止围生期窒息是预防 HIE 发生的关键。此实例的经验与教训：

1. 术前未给予避免早产儿发生呼吸窘迫综合征的相应治疗。

2. 手术切口选择欠妥致胎儿娩出困难。

[实例81] **诊疗经过:** 患者,孕 40^{-1}W 时,于 2004 年 4 月 26 日 13 时 40 分在当地医院顺产分娩一子,婴儿出生体重 2800g,出生时医院给予清理呼吸道,Apgar 评分无记录,出生后母乳喂养。2004 年 4 月 28 日婴儿出现皮肤黄染,医院给予鲁米那口服,医嘱为 5mg,一日 3 次,婴儿于 2004 年 4 月 28 日 9 时、15 时分别口服鲁米那 5mg 各 1次,之后嗜睡,不吃东西,在 2004 年 4 月 28 日 20 时洗澡后半小时左右又嗜睡,医院嘱当日第 3 次鲁米那暂不服用,4 月 29 日 2 时左右,家长喂婴儿少许葡萄糖水后婴儿一直嗜睡,反应差。查:一般情况差,黄疸 +++,口唇发绀,给吸氧下缺氧症稍改善,心率弱,40～50 次/分,呼吸浅慢,医院给予静推 1:10000 肾上腺素 0.6mg,氨茶碱10mg,纳洛酮 0.06mg,阿托品 0.1mg 等抢救半小时,终因抢救无效,婴儿呼吸、心跳搏停,于 2004 年 4 月 29 日 4 时死亡。新生儿死亡后医生告知家长做尸体解剖明确诊断,但家长拒绝,未签署拒绝尸解文书。

争议焦点: 患方认为医方观察不严密,延误抢救时机导致新生儿死亡;医方则认为患儿未做尸体解剖不明确真正死因。

鉴定专家分析:

1. 医院在为婴儿提供医疗服务过程中,存在以下过失:

(1) 对新生儿未进行密切观察,未及时发现其病情变化,以致未发现婴儿何时死亡。

(2) 医疗文书记录不全。

(3) 医院未及时观察、发现患儿病情变化,失去了最佳抢救时机,是患儿最终死亡的主要原因。

2. 医院的上述过失与婴儿的死亡存在因果关系。

3. 医院的上述过失对婴儿的死亡负有主要责任。

结论: 属于一级甲等医疗事故,医院承担主要责任。

医学法学评析: Apgar 评分是新生儿出生后的第一医学档案,只有它才能真实记载新生儿出生时心率、呼吸、肌张力、喉反射及皮肤颜色等情况,对新生儿这类特殊群体,观察一定要严密、仔细。此实例的经验与教训:

1. 缺乏重要的医疗文书记录。

2. 对新生儿病情变化观察不仔细、严密,失去最佳抢救时机。

[实例82] **诊疗经过:** 患者,25 岁,末次月经为 2003 年 2 月 17 日,预产期为2003 年 11 月 24 日,于 2003 年 11 月 25 日 4 时因下腹痛 1 小时伴阴道流水入住当地县医院待产。入院时检查:一般情况可,宫高 30cm,腹围 110cm,头先露,S-1,胎心好,骨盆外测量各径线正常,骨盆内测骶骨岬未触及,骶骨凹度过深,骶尾关节活动可,坐骨棘平伏,坐骨切迹可容两指,宫颈管消 80%,宫口容一指尖,胎膜已破。入院后医院给予产妇常规吸氧,静脉滴注 5% G.S500ml + 地塞米松 10mg 促胎儿肺成熟。

据医嘱单记录，2003 年 11 月 25 日 8 时医院给予 5% G. S500ml + 缩宫素 2u 静脉点滴，11 时宫缩规律，胎心率 144 次/分，14 时宫口开全，14 时 30 分产妇娩出一男活婴，体重 2900g，Apgar 评分 1 分钟 8 分，5 分钟 10 分。胎儿娩出后 3 分钟产妇自然娩出胎盘，医院给予常规逢合会阴，并给予抗炎，促宫缩治疗。经相关治疗后，母子于 2003 年 11 月 29 日出院。2004 年 9 月 17 日婴儿被带到省级医院就诊，经相关检查后诊断为脑发育不良症状。

争议焦点：患方认为医务人员诊断不及时导致新生儿发生脑瘫。

鉴定专家分析：

1. 根据医院诊断证明书，产妇产前存在胎儿宫内窘迫，医院给其采用了负压吸引助娩。

2. 医院在为该母子提供医疗服务过程中存在以下医疗过失：

（1）在产妇住院待产期间，医院给予的催产素使用不当，产程监护不严密。

（2）胎儿出生后，医院为其使用立止血及细胞色素 C 等，但婴儿的情况记录不全。胎儿出生后 3 天即出现嗜睡、不吃奶等症状，曾多次到县医院就诊，医院仍没有医疗文书记载，医院对婴儿的病情未引起重视，延误了诊断及治疗时间。

3. 医院的医疗过失与婴儿脑性瘫痪有因果关系。

4. 医院的医疗过失对婴儿脑性瘫痪负有主要责任。

结论：属于二级乙等医疗事故，医院承担主要责任。

医学法学评析：胎儿宫内窘迫、新生儿颅内出血是新生儿死亡和神经系统发育障碍的主要原因之一，应尽早诊断，及时处理才能防止病情进一步恶化而导致不良后果。此实例的经验与教训：

1. 对产妇待产期间观察不严密，忽略了婴儿出现的疾病症状。

2. 违反诊疗常规，医疗文书记载不全或缺乏。

[实例 83] **诊疗经过：**患者，25 岁，因"孕 9 月余，阴道流水 1 小时"，于 2005 年 3 月 26 日 23 时入住某妇幼保健院产科待产。妊娠期定期产检未发现异常，入院检查未发现异常，产科检查：宫高 34cm，腹围 100cm，胎位 LOA，胎头未入盆，胎心率 145 次/分，骨盆内、外测量无异常；阴道检查：颈管长 1.5cm，宫颈后位，宫口未开，胎头高浮，S－4，胎膜已破，见清亮羊水流出，伴大量块状胎脂，无宫缩。入院诊断：（1）1°孕 40^{+1}W，头位待产；（2）胎膜早破。根据检查情况，医院决定为产妇行阴道分娩，将其收入临产室观察。2005 年 3 月 27 日 14 时 10 分医院给予产妇静脉点滴缩宫素 2.5u，3 月 27 日 23 时 15 分产妇宫口开全，S＋1，至此产程中胎心率波动在 128～167 次/分，医院曾给予吸氧等处理，3 月 27 日 24 时 15 分，胎心率减慢至 88 次/分，24 时 20 分胎心率 108 次/分，24 时 22 分产妇经会阴侧切娩一男婴，新生儿重 3000g，Apgar 评分 1 分钟 3 分，5 分钟 0 分，因经过抢救新生儿仍无呼吸，无心跳，产妇及其亲属要求放弃抢救，停止抢救后新生儿死亡。尸检报告新生儿宫内窒息。

争议焦点：患方认为医院对产妇的产程观察不严密，抢救措施不力致新生儿死亡。

鉴定专家分析：

1. 妇幼保健院在为产妇提供医疗服务的过程中，存在以下过失：

（1）产程监护观察不够严密，发现胎心率变化及胎儿缺氧时，处理措施不力。

（2）未及时与家属沟通交流告知病情。

（3）对新生儿重度窒息抢救措施不力。

2. 妇幼保健院对胎儿宫内窘迫及新生儿窒息处理不力是导致新生儿窒息死亡的主要原因。

3. 妇幼保健院的医疗过失对新生儿窒息死亡负有主要责任。

结论：属于三级甲等医疗事故，妇幼保健院承担主要责任。

医学法学评析：胎心率是了解胎儿宫内是否正常的一个重要标志，胎心率的改变是胎儿宫内窘迫最明显的临床征象。本实例中胎心率的改变经历了由快变慢、由慢变快，提示胎儿已处于代偿功能极限，出生后将延续为新生儿窒息及吸入性肺炎，治疗上除积极治疗宫内缺氧外，应由新生儿科医生一起做好新生儿窒息的抢救准备。此实例的经验与教训：

1. 产程观察不够严密，对胎儿宫内窘迫处理措施不力。

2. 对新生儿重度窒息抢救措施不力。

[实例84] 诊疗经过：患者，34岁，2003年9月11日10时30分待产入住当地县人民医院妇产科。入院时检查：T36.5℃，P84次/分，R20次/分，BP110/70mmHg，一般情况良好，心肺未见异常征象。专科检查：身高154cm，体重67.5kg，宫高34cm，腹围100cm，胎位左枕前位，胎心率130次/分，胎头浮，胎儿大小估计约3500g，羊水量中等，羊膜未破，骨盆外测量各径线均正常。血常规：WBC8.2×10⁹/L，HGB131g/L，PLT106×10⁹/L，B超示宫内单活胎孕38W±，左枕前位，脐带绕颈，胎盘Ⅱ级，羊水透声性稍差。入院诊断：孕2产1孕38^{+6}周，头位待产。据病程记录记载入院后医院与孕妇及其亲属谈话并交代病情后，孕妇及其亲属决定选择阴道分娩，医院于2003年9月13日9时给予孕妇米索前列醇25ug塞入阴道后穹窿引产，约2小时后孕妇出现不规律宫缩，9月13日14时孕妇出现有规律宫缩，持续时间30秒，间隔时间5～6分钟，强度＋，之后医院于15时30分给予孕妇催产素2.5u加10% G.S500ml加VitC2g静脉点滴，滴速为每分钟8～30滴。16时40分孕妇宫口开全，医院安排其上产床准备接生，此时孕妇宫缩持续时间1分钟，间隔时间2分钟，强度＋＋＋，医院给予吸氧，17时见胎头拨露，同时发现孕妇在用力时全身皮肤黏膜稍青紫，胎心音减弱变慢，40～50次/分，医院立即给予10% G.S100ml＋氨茶碱0.25g静滴，滴速为每分钟80滴，17时20分孕妇娩出一女婴，新生儿阿氏评分0分，经儿科、手术室共同抢救25分钟无效，新生儿死亡。17时30分孕妇娩出胎盘后医院检查胎盘，见胎盘胎膜剥离完整，但孕妇阴道流血多，量约500ml，色暗红，无血块，医院立即给予宫缩素20u肌肉注射，并行子宫按摩，会阴切口缝合，经上述处理后，孕产妇仍阴道流血不止，且血不凝，BP70/50mmHg，医院立即进行交叉配血，心电监护，并行清宫术，查无残留胎盘及胎

膜，经宫腔填塞纱条止血仍无效，医院考虑：（1）溶血？（2）羊水栓塞？因多次为孕产妇抽出的血液均出现溶血，无法进行交叉配血，未能输血，医院给予补充血容量，升压，止血治疗，但孕产妇阴道流血仍不止，病情恶化，继之出现呼吸、循环衰竭，医院给予气管插管、心外按压、三联心内注射，呼吸兴奋剂静滴等处理，经因抢救无效，孕产妇2003年9月13日19时10分死亡。产程中未见胎儿脐绕颈情况，羊水量约300ml，Ⅰ°混浊，流血量约3000ml。

争议焦点：患方认为医院用药不适当，抢救不及时导致母婴死亡。医方认为羊水栓塞发病急骤，死亡率高，医院已采取积极抢救措施。

鉴定专家分析：

1. 县医院在为孕产妇提供医疗服务过程中存在违反诊疗护理规范、常规的过失：

（1）为孕产妇用米索前列醇引产时，孕产妇已出现规律宫缩后医院又加用宫缩素不当，用药后未严密观察及记录滴注速度、宫缩情况及胎心音变化等。

（2）从临床分析支持医院对孕产妇所做羊水栓塞诊断（但无必要辅助检查及尸检资料），在出现羊水栓塞时医院未采取有力、有效的抢救措施。

2. 县医院的上述过失与产妇及其女儿死亡有直接因果关系。

3. 县医院的上述过失对产妇及其女儿死亡负有主要责任。

结论：属于一级甲等医疗事故，医院承担主要责任。

医学法学评析：用米索前列醇引产时已经出现规律宫缩，仍不适当地使用了缩宫素。对于无法控制的产后出血，即使产妇在休克状态下也应在积极抢救休克的同时行子宫切除术。此实例的经验与教训：

选择缩宫素的指征不明确，且在使用缩宫素后未严密观察缩宫素滴速、子宫收缩及胎心音变化情况，违反了缩宫素使用原则。

［实例85］诊疗经过：患者，因"停经10月，腹痛2小时"，于2005年4月17日4时10分入住当地县中医院。孕妇末次月经为2004年5月17日，预产期2005年3月2日，孕期在私人诊所产检，未发现异常。15年前曾足月顺娩一女婴，现健康，否认人流史及其他生产史。入院时检查：T36.8℃，P80次/分，R17次/分，BP92/60mmHg，头、颈、心、肺无异常发现。腹部膨隆，肝、胆、脾、肾未触及。产科检查：身高152cm，体重68kg，宫高34cm，腹围104cm，胎心率134次/分，头位，胎头浮，跨耻症阴性，羊水量中等，胎儿估重约3 800g，骨盆内、外测量无异常，宫口开2cm。入院当天B超检查报告显示：（1）晚期妊娠声像图（单胎存活，发育40周）；（2）胎盘左底壁、功能Ⅲ级；（3）羊水最深7.8cm；（4）脐绕颈2周。入院当天9时医院向孕妇亲属讲明病情并建议剖宫产结束分娩，孕妇亲属要求阴道试产，医院再次讲明对孕妇采取阴道试产可能导致胎儿宫内窘迫，一旦试产过程中脐带绕颈过紧，还可能丧失手术时机，孕妇亲属仍要求阴道试产。2005年4月17日11时在阴道试产过程中胎心率变慢至90次/分，11时05分胎心率再降至60次/分，医院即给予产钳助产，11时40分因产钳助产失败，经家属同意后医院为孕妇行剖宫产手术娩出胎儿。新生儿娩出后呈苍白窒

息，经市妇幼医院诊断为：（1）新生儿重症肺炎；（2）缺氧缺血性脑病。2005年4月25日县医院CT提示：（1）中度缺氧缺血性脑病；（2）蛛网膜下腔少量出血。2005年7月27日经市医院CT检查结果为脑萎缩。

争议焦点：患方认为医院使用产钳不当致新生儿窒息，出现后遗症状；医方认为脐绕颈是造成新生儿窒息的主要原因，且已反复向患方交代病情建议手术分娩。

鉴定专家分析：

1. 县中医院在为孕妇提供医疗服务过程中，存在过失：

（1）对产程观察不严密。

（2）无实施产钳助产及新生儿抢救的详细记录。

（3）孕妇产程中出现胎儿宫内窘迫，为抢救胎儿，医院采取紧急产钳助产，因方法不当，加重了胎儿宫内窘迫。

2. 胎儿脐绕颈两周是造成新生儿苍白窒息及缺氧缺血性脑病的主要原因。县中医院的过失与孕妇之子的缺氧缺血性脑病有一定的因果关系。

3. 县中医院的过失对婴儿的缺氧缺血性脑病负有次要责任。

结论：属于二级丁等医疗事故，医院承担次要责任。

医学法学评析：在施行产钳、胎头吸引等方式助产时，应对手术成功性做充分评估，若手术估计困难，要当机立断选用剖宫产为宜。此实例的经验与教训：

1. 对产钳助产失败估计不足。

2. 缺乏诊疗过程的医学记录。

[实例86] **诊疗经过：**患者，44岁，因"孕9月余，腹痛"，于2005年6月14日10时左右入住当地县妇幼保健院待产。孕妇孕3产1，末次月经2004年9月7日，预产期2005年6月14日，孕期未出现异常。入院时检查：生命征平稳。产科情况：腹部膨隆，为妊娠腹型，胎位ROA，胎心率140次/分，外阴经产型，阴道通畅，宫口未开，宫缩弱，宫高位于剑下3横指。诊断：孕3产1，足月待产。处理：产科常规护理二级，普食，注意观察宫缩及阴道流血流水情况，给林格氏液500ml及宫缩素2.5u静脉滴注，8滴/分钟。2005年6月14日12时30分检查：胎心率140次/分，宫缩力弱，宫口开全，之后孕妇一般情况差，医院经检查考虑胎盘早剥可能，于2005年6月14日13时50分派两名医师与家属一起将孕妇转到县医院诊治。

2005年6月14日14时30分孕妇被抬入县医院妇产科，当时检查孕妇一般情况差，神志不清，呼之不应，面色苍白，四肢冰冷，烦躁，脉搏细弱，宫口开全，先露平棘。医院给予宫缩素2u于左侧合谷穴注射以刺激宫缩，缩短第2产程，约半分钟后孕妇稍安静，再次检查：腹胀，子宫轮廓不清，胎心未闻及，右上腹触及胎儿肢体，测血压3次均为零，诊断：子宫破裂并失血性休克晚期。医院即组织全力抢救，给予吸氧、抗休克、开通静脉补充血容量，并做术前准备，口头下病重通知，但终因抢救无效，孕妇于2005年6月14日14时50分左右死亡。尸检结论：孕妇系子宫破裂大出血死亡。

争议焦点：患方认为由于医院观察不仔细、不全面，处理不当致产妇死亡。

鉴定专家分析：

1. 县妇幼保健院及县医院在为孕妇提供医疗服务过程中存在过失：

（1）县妇幼保健院在诊治过程中，未能严密观察孕妇产程进展情况、腹部体征及生命体征，延误了对孕妇子宫破裂的诊治和抢救时间。医院的病历书写、诊治记录、检查记录不规范、不完整。

（2）县医院接诊危重病人后，未能仔细询问病史，未能常规体检，延误了抢救时机。

2. 县妇幼保健院及县医院的上述过失与孕妇的死亡有一定的因果关系。

3. 孕妇为高龄产妇，存在子宫破裂潜在危险因素，县妇幼保健院的上述过失对孕妇的死亡负有主要责任，县医院的上述过失对孕妇的死亡负有次要责任。

结论：属于一级甲等医疗事故，妇幼保健院承担主要责任，医院承担次要责任。

医学法学评析：使用缩宫素一定要遵循使用原则，必须要有专人观察宫缩、胎心音、血压等变化。对急危重病人应就地抢救，避免搬动延误抢救时机。此实例的经验与教训：

1. 未遵循应用缩宫素需要有专人观察的原则。

2. 接诊病人时对病人检查不仔细、不全面，延误抢救时机。

［实例87］诊疗经过：患者，24岁，因"孕足月，臀位，胎膜早破"，于2005年6月12日在当地县医院接受剖宫产手术，术后9天出院，术后第11天发生阴道大出血，经B超检查提示宫腔组织残留，医院分别于2005年6月24日、6月29日两次为产妇行清宫术（无B超指示）。第2次清宫刮出组织病检为少量胎盘组织，术后均给予促子宫收缩及抗感染治疗。由于第2次刮宫后仍有不规则阴道流血，B超检查仍提示宫腔组织残留，产妇于2005年8月1日转到上级妇幼保健院住院治疗。保健院于2005年8月4日在B超指示下为产妇行清宫术，手术困难，不能完全清除宫腔内残留组织，医院建议经过一段时间相应治疗后再进行宫腔镜手术。经加强子宫收缩、抗炎、中药等治疗后，医院于2005年9月21日为产妇行宫腔镜手术，取出大小为1cm×1cm及1.5cm×1cm×1cm之黄色赘生物2块，病检为绒毛组织，最终诊断：宫腔组织残留。

争议焦点：患方认为由于医院手术操作不仔细，致患者剖宫产术后多次行清宫术。

鉴定专家分析：

1. 县医院在为产妇提供医疗服务过程中存在过失：

（1）剖宫产术中、术后未及时发现胎盘残留，导致产后晚期出血。

（2）医院为产妇行清宫术所刮出组织未及时送病检，违反了医疗原则。

2. 县医院的上述过失与产妇晚期产后出血存在因果关系。

3. 县医院的上述过失对产妇产后晚期出血负有完全责任。

结论：属于四级医疗事故，医院承担完全责任。

医学法学评析：剖宫产后，缝合子宫时必须仔细检查宫腔，清除宫腔内一切残留组织，这是必须遵循的常规，毋庸忽视。此实例的经验与教训：

1. 手术操作不认真，不仔细。
2. 对宫腔组织残留者，应尽早使用宫腔镜诊治。

[实例 88] 诊疗经过：患者，于 1999 年 5 月 19 日 14 时左右入住某市卫生院。入院检查：宫口开 2cm，头位，胎心正常，22 时 30 分左右，孕产妇宫口开全，胎膜已破，第二产程半小时左右时，卫生院给予肌注催产素 5u，23 时左右孕产妇顺产一女婴，婴儿娩出时脐绕颈一圈，卫生院当即给予松解，检查见婴儿发育差，哭声低弱，有青紫表现，卫生院即给予洛贝林 1/2 支皮下注射，1999 年 5 月 20 日产妇及婴儿出院。出院后婴儿先后在当地市医院、市妇幼医院、儿童医院检查治疗，确诊为脑瘫。

争议焦点：患方认为医院在产程中处理不当致婴儿脑瘫；医方则认为脑瘫是由于胎儿脐绕颈、低体重儿及宫内发育不良等原因引起，与医院提供医疗服务无关。

鉴定专家分析：

1. 婴儿所患脑瘫诊断明确，其原因与脐绕颈、低体重、宫内发育不良等因素有关，但卫生院在为孕产妇提供医疗服务过程中用药不当，属违反医疗常规的过失。
2. 婴儿所患脑瘫与卫生院的上述过失之间存在一定的因果关系。
3. 卫生院的上述过失对婴儿的脑瘫负有次要责任。

结论：属于二级乙等医疗事故，医院承担次要责任。

医学法学评析：缩宫素的使用应该严格遵循其使用原则，包括指征、剂量浓度、滴速、用药后的观察等。此实例的经验与教训：

缩宫素的使用不当，违反医疗原则。

[实例 89] 诊疗经过：患者，于 2003 年 10 月 27 日上午 9 时因"停经 9 月余，不规律下腹阵痛伴少量阴道流血 2 小时"入住当地卫生院，入院诊断。G_3P_0 孕 40^{+2}W，头位单活胎，分娩 I 期，10 月 27 日 11 时卫生院给予孕妇静脉点滴催产素 2.5u 进行催产，至 21 时 40 分停止催产素点滴，给安定 10mg 静推。10 月 28 日 8 时卫生院又给予孕妇米索前列醇 1/8 片塞入阴道后穹隆处理，之后孕产妇有不规律宫缩，胎心正常。10 月 28 日 15 时，孕妇离院至 19 时许返院。返院后检查发现胎心异常，卫生院给予地塞米松及氨茶碱处理后胎心仍偏快（160～170 次/分），10 月 28 日 20 时 30 分转入县医院妇产科。入院时检查：体温 37.5℃，BP120/80mmHg，R88 次/分，心、肺（-），产科检查：宫高 30cm，腹围 90cm，胎儿估重 3000g±，颈管长 1.5cm、质软，宫口可容 1 指松，羊水 III°粪染，S-3，苗氏症（-）。诊断：（1）33 孕 40^{+3}W，头位；（2）胎膜早破；（3）羊水 III°粪染；（4）胎儿宫内窘迫。医院立即进行术前准备拟为孕妇行剖宫产术，并向孕妇及其姐交代病情说明须行剖宫产，孕妇及其姐要求等丈夫来院后再签字手术。至 22 时 20 分，孕妇丈夫仍未到，医院再次向孕妇及其姐交代病情，终由其姐签字后手术。这期间胎心一直波动在 150～170 次/分。10 月 28 日 23 时 30 分孕妇经剖宫产娩出一男活婴，重 2400g，即刻评分 3 分，5 分钟评分 2 分，经吸痰吸出粪染羊水 18ml 及对症处理后新生儿仍无呼吸，医院立即请麻醉科行气管插管，请儿科医生指导

抢救。之后新生儿有叹气样呼吸，心率 120 次/分，肌张力差，被转入儿科继续抢救。经积极抢救新生儿病情无好转，呈浅昏迷，10 月 29 日下午 5 时 30 分，家属要求放弃抢救，当时新生儿死亡。新生儿死亡之后进行了尸检，结论为：胎儿宫内窒息，羊水吸入性肺炎，呼吸、循环功能障碍死亡。

争议焦点：患方认医院对产妇观察不仔细、用药不当导致新生儿发生窒息死亡，属于医疗事故；医院则认为是由于患者擅自离院，延误手术时机失去抢救时机。

鉴定专家分析：

1. 镇卫生院在为孕妇提供医疗服务的过程中存在以下过失：

（1）在孕妇住院期间，卫生院对其病情观察不仔细，对异常情况（先后用催产素，米索前列醇催产后宫缩无改善）认识不足，且未及时发现胎膜早破，延误了抢救胎儿的最佳时机。

（2）孕妇住院期间离院长达 4 小时之久，卫生院未予积极寻找，说明管理方面有疏漏之处。

2. 婴儿的死亡与镇卫生院的过失有直接因果关系。

3. 镇卫生院的过失对婴儿的死亡负有主要责任。

结论：属于一级甲等医疗事故，卫生院承担主要责任。

医学法学评析——此实例的经验与教训：

1. 产程观察一定要严密、细致，记录要及时，发现异常情况尽早处理。

2. 应用缩宫素、米索前列醇等特殊药物，必须严密观察相关指标。

[实例 90] **诊疗经过：**患者，因"第一胎孕足月，阴道流水 2 天"，于 2005 年 3 月 10 日 20 时以 G_1P_0 孕 $37^{+4}W$ 早破水，临产入住某市医院。入院时检查：子宫增大如孕足月，先露为头，已入盆，骨盆外测量正常，胎心率 145 次/分，宫口开 3cm，宫缩不规律。医院给予静滴 1% 缩宫素处理后，孕妇于 2005 年 3 月 11 日 0 时 33 分经会阴侧切顺娩一女婴，新生儿娩出经常规清理呼吸道后哭声畅，体重 3150g，羊水清，Apgar 评分 1 分钟 8 分，5 分钟 9 分。在婴儿室观察无异常后医院将新生儿交给母亲，母婴同室，此时新生儿吸吮正常，曾吸入奶粉溶液。2005 年 3 月 11 日 8 时医院将新生儿抱回婴儿室行晨间护理时发现其体温不升，口周轻度青紫，洗温水浴后又抱回病房交给其母亲。以后新生儿青紫加重，出现呻吟，医院给予吸氧、保暖并请儿科会诊。儿科会诊后考虑：（1）新生儿吸入性肺炎；（2）新生儿缺氧缺血性脑病；（3）新生儿肺发育不良可能。医院于 2005 年 3 月 11 日 10 时 40 分将新生儿转入儿科治疗。婴儿入儿科时检查：体温不升，P124 次/分，R35 次/分，一般情况差，反应可，全身及颜面青紫，鼻翼扇动，口吐白沫，前囟平软，双肺呼吸音粗，无啰音，心音低，腹部膨隆，肝、脾不大，四肢凉、无硬肿。经医院给予相关治疗，婴儿病情无好转，于 2005 年 3 月 11 日 14 时 50 分呼吸、心跳停止，终因抢救无效，于 2005 年 3 月 11 日 15 时 25 分临床死亡。尸检法医病理学诊断为：（1）新生儿羊水吸入性肺炎，部分肺组织膨胀不全（可以直接导致死亡）；（2）脑、心、肝、脾、肾等器官呈急性缺氧性改变（机体缺氧所致改

变）。

争议焦点：患方认为医院观察不仔细、未及时发现婴儿病情变化，抢救不及时致婴儿死亡。

鉴定专家分析：

1. 市医院在为孕产妇及其女提供医疗服务过程中存在过失：

（1）产程观察不仔细，记录不全。

（2）发现新生儿口周青紫、体温不升时，没有及时采取有效措施进行处理。

（3）新生儿出生后未对其进行严密观察，未能及时发现病情变化。

（4）病历书写及病程记录不完善。

2. 医院的过失与婴儿死亡有一定的因果关系。

3. 医院对婴儿死亡负有主要责任。

结论：属于一级甲等医疗事故，医院承担主要责任。

医学法学评析——此实例的经验与教训：

1. 对新生儿疾病的早期症状重视不够。

2. 新生儿病情变化急剧、迅速、临床观察一定要严密、仔细。

[实例91] **诊疗经过：**患者，21岁，怀孕后多次在当地中心卫生院做产前检查，每次卫生院均报告正常。2004年9月初，孕妇因发现眼睑浮肿，到当地卫生院就诊，卫生院经检查认为无异常。2004年9月12日孕妇因浮肿加重，胎儿活动减少，再次到卫生院检查，卫生院为孕妇行B超检查，报告显示胎心好，胎位正，嘱孕妇回家休息。2004年9月13日孕妇因头昏、胸口疼，胎儿不动再一次到卫生院检查，卫生院给予B超检查提示胎心弱，测BP170/120mmHg，即于当日将孕妇转到县医院救治。孕妇于2004年9月13日18时50分以"停经9月，头昏、眼花6天，胎动消失3天，下肢胀痛6小时"入住县医院妇产科。入院时检查：BP127/77mmHg，P114次/分，宫高23cm，腹围85cm，先露头，胎心音未闻及，B超检查报告：（1）孕29W，头位（死胎）；（2）胎儿肝腹水；（3）母体肝腹水。入院诊断：（1）G_1P_0 孕 37^{+3}W，头位，死胎，分娩先兆；（2）重度妊高症。医院给予抗炎、降压及对症支持治疗，经静脉点滴催产素，孕妇于2004年9月15日15时20分自娩一女死婴。产后产妇宫缩乏力，发生产后大出血，2004年9月15日16时病历记载产妇阴道流血约1500ml，17时15分记载阴道流血约300ml，18时20分记载阴道流血约800ml，其中17时40分和18时20分病历记载阴道流出的血不凝。终因抢救无效，产妇于2004年9月15日18时32分死亡。

争议焦点：患方认为中心卫生院违反产前保健检查原则，未对产妇仔细检查，使患者妊高症未得到及早诊断和治疗，延误病情致使胎儿发生宫内死亡及产妇死亡。

鉴定专家分析：

1. 中心卫生院和县医院在对孕产妇的诊疗过程中存在以下过失：

（1）中心卫生院为孕产妇行产前检查不按常规操作，不量血压、不测体重等，未及时发现孕产妇患有妊娠高血压疾病和胎死宫内，延误了对孕产妇病情的及时诊治，导致病情危重。

（2）县医院对孕产妇的病情观察不仔细，备血不充足，对孕产妇的病情严重性估计不充分，处理及抢救措施不力。

2. 孕产妇自身患有妊娠高血压疾病伴发 DIC，病情危重，抢救有一定的困难。中心卫生院和县人民医院的上述医疗过失与孕产妇之死有一定的因果关系。

3. 中心卫生院的过失对孕产妇的死亡负有主要责任，县医院的过失对孕产妇的死亡负有轻微责任，孕产妇自身病情重笃也与其最终救治无效死亡有关。

结论：属于一级甲等医疗事故，卫生院承担主要责任，医院承担轻微责任。

医学法学评析：中心卫生院对孕妇产前检查不仔细、不全面，未测血压，未行尿常规检查，违反了产前检查规范和常规，致使患者多次产前检查均未得到及时诊治。此实例的经验与教训：

1. 产前检查不全面、仔细，违反产前检查的医疗原则。

2. 医院对妊高症治疗措施不力，未适时终止妊娠，错失抢救时机。

[实例92] **诊疗经过：**患者，29 岁，因孕 9 月腹部坠痛，于 2003 年 12 月 1 日到某职工医院就诊，经 B 超检查提示：孕 35 周单胎横位、前置胎盘、胎盘内液性暗区（性质待查），医院建议产妇转院治疗。2003 年 12 月 10 日产妇因腹部坠痛加重，再次到职工医院就诊，11 时 30 分医院将其收入住院治疗。经过相关处理后，医院于 2003 年 12 月 10 日 15 时 12 分以孕 8 产 1 孕 38^{+5} 周，横位，分娩先兆，中央性前置胎盘并贫血，在硬膜外麻醉下为产妇行剖宫产手术。2003 年 12 月 10 日 15 时 24 分产妇经剖宫产娩出一男婴。胎儿娩出的同时产妇宫腔大量血液涌出，医院给予子宫肌壁注射缩宫素促进宫缩，并检查见胎盘覆盖子宫内口，徒手剥离胎盘时发现胎盘呈树根样大面积植入子宫肌层，剥除困难，出血多。经压迫双侧子宫动静脉、宫腔填塞纱布等处理出血未止，产妇于 12 月 10 日 15 时 34 分出现呼吸骤停，在征得家属同意后为产妇行全子宫切除术，术中出血不止，创面广泛渗血，血液不凝，出血共 4000ml，2003 年 12 月 10 日 15 时 50 分产妇心跳停止，后经抢救无效，于 2003 年 12 月 10 日 17 时 36 分死亡。

争议焦点：患方认为医院抢救措施不力致产妇死亡，属于医疗事故；医方则认为已竭尽全力抢救，此前已建议患者转院治疗。

鉴定专家分析：

1. 职工医院在为产妇提供医疗服务的过程中存在以下过失：

（1）医院不具备大出血抢救条件及建议转院的情况无告知记录。

（2）对产妇病情严重程度和危险性认识不足，对术中可能发生的严重并发症估计不足。

（3）入院当日在术前准备不充分的情况下为产妇行急诊剖宫产，术中出现大出血呼吸骤停时无应急措施，抢救不力。

2. 职工医院的上述过失与产妇的死亡有因果关系。

3. 职工医院的上述过失对产妇的死亡负有主要责任。

结论：属于一级甲等医疗事故，医院承担主要责任。

医学法学评析：前置胎盘尤其是植入性胎盘，由于子宫下段肌组织菲薄收缩力差，胎盘绒毛植入子宫肌层，分娩后胎盘剥离时血窦不易缩紧闭合，加之胎盘剥离不全而造成难以控制的产后大出血，对此类手术一定要在输液、备血做好抢救母婴的情况下进行，强调有备无患。此实例的经验与教训：

1. 对前置胎盘和胎盘剥离不全严重性、危险性认识不足，术前准备不充分。

2. 建议转院无告知和签字记录。

[实例93] 诊疗经过：患者，28岁，因"停经9月余，腹痛伴阴道少量血性分泌物"，于2004年3月15日16时入住某乡卫生院。入院查：宫高30cm，腹围94cm，先露为头，已入盆，胎心音正常。骨盆内、外测量正常，宫颈近展平，宫口未开，S-2，宫缩不规律。2004年3月16日11时产妇宫口开9cm，胎膜自破，羊水Ⅱ°混浊，胎心音正常，12时30分产妇宫口开全，胎心音158次/分，胎头S+3，宫缩乏力，观察1小时无进展，卫生院于3月16日13时40分给予产妇10% G. S500ml + 催产素10u静脉滴注，滴速为20滴/分，1小时后产妇宫缩仍无明显改善，胎心音67次/分，经处理胎心音无好转，卫生院立即为产妇行会阴侧切加腹压助娩，1小时后胎儿以ROP位娩出，新生儿重3 500g，Apgar评分1分，经吸痰等抢救无效死亡。胎盘娩出后检查软产道，发现产妇会阴正中Ⅱ°裂伤，给予逐层缝合会阴侧切口及会阴正中裂口。产后40分钟产妇发生昏厥一次，经对症支持治疗后好转，检查Hb5.5g/L。经卫生院给予相关治疗后，产妇于2004年3月24日出院，出院时会阴伤口乙级愈合。2004年5月4日，产妇因同房困难，接触性阴道出血，入住某省级医院，该院于2004年5月8日为产妇行会阴、阴道疤痕松解术，术后经抗炎、对症治疗，产妇于2004年5月22日出院。出院诊断：（1）阴道口狭窄（轻度）；（2）失血性中度贫血。

争议焦点：患方认为乡卫生院对产程观察不仔细、用药不当，手术操作失误，致使新生儿死亡及产妇二次手术。

鉴定专家分析：

1. 乡卫生院在为产妇提供医疗服务的过程中存在以下过失：

（1）未按诊疗护理规范观察和记录产程进展。

（2）在产妇破水时，卫生院已发现其羊水Ⅱ°混浊，之后又发现胎心音减慢，但未采取有效措施，致使胎儿死亡。

（3）产程中缩宫素浓度使用不当。

（4）由于卫生院缝合技术不良，造成产妇产后阴道狭窄并再次手术，增加了产妇的痛苦。

2. 乡卫生院的上述过失与胎儿死亡有直接因果关系。

3. 乡卫生院的上述过失对胎儿死亡负有完全责任。

结论：属于二级乙等医疗事故，卫生院承担完全责任。

医学法学评析——此实例的经验与教训：

1. 未能正确掌握使用缩宫素的指征、剂量和浓度。

2. 会阴缝合技术不当导致产妇二次手术。

[实例94] **诊疗经过**：患者，32 岁，因"停经 9 月，下腹部胀痛 1 日"，于 2005 年 3 月 6 日 9 时入住县医院妇产科。入院时检查：生命征平稳。产科检查：腹膨隆，胎位 LOA，胎心率 142 次/分，头先露（棘上 1cm），宫口开 2cm，胎膜未破，宫缩不规律。诊断：第 2 胎孕 9 月头位分娩先兆。2005 年 3 月 6 日下午 5 时产妇开始出现阵缩，3 月 7 日 9 时产妇宫口开大 9cm，胎心率 136 次/分，3 月 7 日 11 时胎心率 138 次/分，律齐，胎心音稍弱，宫缩差，6～8 次/分，医院给予静脉滴注 10% G. S500ml + 氨茶碱 0.25 + VitC2.0 + 缩宫素 2.5u，3 月 7 日 11 时 30 分产妇仍宫缩差，6～8 次/分，胎心率 136 次/分，医院立即给予缩宫素 10u 加入液体中静脉滴注，3 月 7 日 12 时产妇的胎心率 138 次/分，宫缩好，3 月 7 日 12 时 30 分产妇自然分娩一女婴，体重 3000g，新生儿哭声差，经立即吸痰后哭声一般，医院继续给予反复吸痰，吸出口腔及咽部分泌物 10ml 后，新生儿哭声一般，在进行脐带处理包扎后，医院发现新生儿哭声减弱，面色、口周青紫，再次进行吸痰，未吸出任何分泌物，立即转送内儿科抢救。

婴儿出生 10 分钟，因"出生后面色青紫 10 分钟"，于 2005 年 3 月 7 日 12 时 40 分从产科以新生儿重度窒息抢救后入住儿科。入院时检查：面色、全身苍白，口唇、口周发绀，哭声微弱，呼吸微弱，10 次/分，双肺呼吸音粗，可闻及明显湿性啰音，心率 46 次/分，节律不齐，心音弱，无杂音，余无特殊。初步诊断：新生儿重度窒息抢救后。处理：立即吸氧，下病危通知，胸外心脏按压，12 时 40 分给予肌注可拉明 1/3 支，维生素 K13mg，12 时 50 分给予肌注肾上腺素针 1/3 支。抢救过程中婴儿口鼻腔有淡血水流出，量约 20ml。终因抢救无效，婴儿于 2005 年 3 月 7 日 13 时 05 分临床死亡。县公安局所做尸体解剖检验分析意见：（1）根据尸体检验，尸体上未见机械损伤及机械性窒息征象，排除暴力性损伤及机械性窒息引起的死亡；（2）经尸体检验，在口唇、四肢指甲有紫绀，左鼻孔前端见有白色泡沫附着，肺组织充血，双肺均可见有散在出血点，说明死者在生前有缺氧的表现。

争议焦点：患方认为医方产程观察不仔细、抢救措施不力致新生儿死亡。

鉴定专家分析：

1. 县医院在为产妇及婴儿提供医疗服务过程中存在以下过失：

（1）分娩过程中未严密观察产程，记录不完善。

（2）缩宫素使用不当。

（3）对新生儿窒息的复苏抢救不及时，措施不力。

2. 县医院的上述过失与婴儿的死亡存在因果关系。

3. 县医院的上述过失对婴儿的死亡负有主要责任。

结论：属于一级甲等医疗事故，医院承担主要责任。

医学法学评析：本实例的焦点仍然是缩宫素的合理使用，强调必须严格掌握使用缩宫素的指征，用药后必须专人观察子宫收缩，胎心音变化，血压波动等情况，并做好相应记录。此实例的经验与教训：

1. 有潜在宫内窘迫的情况下，不适当使用缩宫素。
2. 缺乏缩宫素使用后观察的相应记录。

[实例 95] 诊疗经过：患者，28 岁，于 2004 年 11 月 30 日凌晨 2 时入住某医院妇产科。入院检查：体温 37℃，脉搏 84 次/分，血压 110/70mmHg，体重 63kg，宫高 34cm，腹围 100cm，胎头先露，左枕前位，胎心率 148 次/分。骨盆测量：髂棘间径 25cm，髂峰间径 28cm，髂趾外径 20cm，坐骨结节 9cm，趾骨弓大于 90 度。2004 年 11 月 30 日 8 时检查：宫缩不规则，宫口开大 3cm，先露平棘，胎心率 132 次/分。14 时检查：宫缩 5 至 6 分钟，持续 30 秒。宫口开大 5cm，先露棘下 1cm，胎心率 142 次/分。15 时给予 10% 葡萄糖注射液加催产素 2.5u，静脉滴注，15 时 20 分宫口开全，先露棘下 3cm，胎心率 140 次/分，15 时 50 分胎儿娩出，分娩时胎头娩出顺利，但娩肩困难，胎儿面部挤压成青紫状，用力牵拉胎头后胎儿娩出，检查时发现婴儿轻度窒息，右臂无力，不能抬举，考虑神经损伤可能，后经院内外专家会诊，诊断为：右锁骨骨折、右侧臂丛神经损伤。于 2004 年 12 月 21 日到上级医院就诊，诊断为：（1）右胸锁乳突肌血肿；（2）右下臂丛神经损伤可能（轻－中度）。2005 年 3 月 24 日到上海复旦大学附属华山医院就诊，行肌电图检查，诊断为：分娩性臂丛麻痹。

争议焦点：患方认为由于医院的粗暴操作致新生儿臂丛神经损伤。

鉴定专家分析：

1. 医院在为孕产妇提供医疗服务中存在过失行为：孕妇出现娩肩困难后，因助产保护措施不到位，导致胎儿右锁骨中段骨折，右臂丛神经损伤。

2. 孕妇在分娩过程中出现的娩肩困难，是产前及分娩中难以预测的，给助产增加了困难及风险。

3. 医院在为产妇提供医疗服务中，致胎儿右臂丛神经损伤。经过积极治疗，患儿右上肢功能仍有部分受限。该医院的医疗过失行为与患儿目前右上肢功能部分受限存在一定的因果关系，并负次要责任。

结论：属于三级丁等医疗事故，医院承担次要责任。

医学法学评析——此实例的经验与教训：

分娩过程中出现的娩肩困难在产前及分娩中确实难以预测，因此要求助产人员一定要掌握接生技巧，避免粗暴操作。

[实例 96] 诊疗经过：患者，28 岁，因"怀孕 40 周零 3 天，阴道少许流血伴腰酸 1 小时"，于 2006 年 3 月 7 日上午 5 时入住当地县医院。入院诊断：G_1P_0 孕 $40^{+3}W$，头位先兆临产。入院检查：血压 100/82mmHg，腹部膨隆。腹围 93cm，宫高 34cm，先露头，胎心率 135 次/分，有不规则宫缩。阴道检查：宫口开大 1 指，平棘，先露头，胎膜未破，阴道无流血、流水。医院在征得产妇家属同意后，于当日上午 5 点 30 分行阴道塞米索前列腺醇片 25mg，阴道试产于 11 点 30 分宫口开全，棘下 2cm，于 12 点 23 分

阴道助娩一男活婴，重3500g。会阴轻度裂伤，行修补术。产时出血约100ml。于12点40分出现阴道大量流血，13点50分出血量达3 500ml。出血期间医院给予按摩子宫，催产素静滴及子宫注射，米索前列腺醇片肛门塞入，宫腔填塞纱布等促进子宫收缩的措施。运用氢化可的松、地塞米松等抗过敏治疗，肝素钠抗凝，输注血浆800ml等抗休克治疗，仍无明显好转。查凝血功能：活化部分凝血酶时间（APTT）：29秒；凝血酶原时间（PT）：12秒；凝血酶时间（TT）：11秒。患者于14点35分送入手术室准备切除子宫。于14点40患者血压为0mmHg，四肢冰冷，心搏骤停。经抢救无效，于15点58分死亡。

争议焦点：患方认为医院抢救不及时致产妇死亡；医方则认为产妇发生产后宫缩乏力致大出血，病情发展迅速，医院已经实施了积极抢救，不属于医疗事故。

鉴定专家分析：

1. 产妇产后出现子宫收缩乏力，产后大出血并休克，属病情严重，且发展迅速，这是导致产妇死亡的主要原因。

2. 由于医院条件有限，距离中心血站路途遥远，不能在抢救过程中及时为患者输入足量的血液制品，使其抗休克治疗效果不佳。

3. 在出现子宫收缩乏力，经常规治疗效果欠佳，大出血不止并休克的情况下，未果断行子宫切除手术，使失血性休克进一步加重，致病人死亡。

结论：属于一级甲等医疗事故，医院承担轻微责任。

医学法学评析：在产后出血的四大原因中，最常见的是子宫收缩乏力。若发生难以控制并危及产妇生命的产后出血时应在积极抗休克的同时，当机立断施行子宫切除。此实例的经验与教训：

在子宫收缩乏力致失血性休克时，应果断采取手术，挽救生命。

[实例97]　**诊疗经过：**患者，37岁，因"第一胎孕8月余，视物模糊3天"，于2005年9月23日12时入住当地州级医院。入院检查：体温37℃，脉搏84次/分，血压135/90mmHg，身高158cm，体重60.5kg，宫高27cm，腹围90cm，胎位：头位，胎心率140次/分，骨盆测量：髂棘间径24cm，髂嵴间径26cm，骶耻外径20cm，坐骨结节间径10cm。双下肢浮肿（－），尿蛋白（＋＋＋），眼底检查妊高症眼底改变。入院诊断：（1）孕36^{+1}周，头位；（2）重度妊高症；（3）高龄初产。住院后给予降压，解痉，疏通微循环及促进胎肺成熟治疗，病情平稳，患者视物已转清晰。住院治疗6天后，患者孕期达37周，于9月29日上午选择行剖宫产术终止妊娠。9月29日上午9时10分麻醉下行子宫下段剖宫产术。9时15分以头位取出一女婴，评分10分，体重2500g。胎儿取出后常规子宫肌壁及静脉中各注入催产素20u。5分钟后胎盘娩出，因部分胎盘粘连加之子宫收缩差，术中出血稍多，经给予相应对症处理后宫缩好转。手术经过顺利，术中估计失血700ml。术后于10时10分送回病房给予严密观察宫缩及阴道出血情况并急复查血红蛋白102g/dl。10时45分发现阴道流血多且无凝血块。凝血功能检查（凝血四项、D二聚体、3P实验）结果均异常，支持弥散性血管内凝血（DIC）

诊断，生化结果回报示低蛋白血症。于 11 时送入手术室在全麻插管下行子宫全切除术，并于手术中给予输血等积极对症处理。术后病情仍继续恶化，虽经医院积极抗休克、输血、纠酸等抢救，但患者终因产后出血、DIC、并发多脏器功能衰竭，于 9 月 30 日 12 时 40 分家属放弃抢救，于 13 时 8 分呼吸心跳停止死亡。

争议焦点：患方认为医院对病情发展变化观察不严密致使产妇死亡；医方则认为是由于重度妊高症本身发生 DIC 多脏器功能衰竭而死亡。

鉴定专家分析：

1. 患者经医院积极抢救治疗，仍因产后大出血、弥散性血管内凝血（DIC）、多器官功能障碍衰竭死亡。

2. 系高龄初产，合并重度妊高症、子痫前期，属特殊病情，是导致产后宫缩乏力，产后大流血，凝血功能障碍，多器官功能障碍衰竭死亡的主要原因。

3. 医院在为患者提供医疗服务的过程中存在过失行为：剖宫产术中发生宫缩乏力，产后大流血，对病情的观察不严密，对病情的发展估计不足。医院的医疗过失行为与产妇的死亡存在一定的因果关系，并负次要责任。

结论：属于一级甲等医疗事故，医院承担次要责任。

医学法学评析：妊高症，特别是重度妊高症，可能发生凝血功能障碍、急性肾功能衰竭、产后出血及产后血液循环衰竭等严重并发症，是孕妇及围产儿死亡的重要原因。对胎龄超过 36 周，经治疗症状好转的先兆子痫孕妇，应适时终止妊娠而不能一味追求延长胎龄。此实例的经验与教训：

1. 对重度妊高症发展预后估计不足。

2. 为延长胎龄未把握好终止妊娠的时机。

【妇科】

[实例98] 诊疗经过：患者，43 岁，于 2005 年 9 月 21 日以"多发性子宫肌瘤，盆腔包块待诊，失血性贫血"入住某市医院。医院于 2005 年 9 月 25 日为患者行腹腔镜手术，术中见子宫增大如孕 3 月，表面有大小不等的肌瘤突起，子宫与盆腔腹膜、膀胱、直肠、大网膜粘连，给予钝性及电凝针小心分离粘连后，见双侧输卵管增粗约 4cm，伞端闭锁与周围组织粘连，双卵巢无异常，给予小心分离后行子宫全切及双侧输卵管切除术。手术稍困难，历时 2 小时 30 分钟。术后 11 小时患者尿量 1600ml，无腹胀及腰痛等不适，术后第 2 天拔除尿管后患者自解小便。术后第 6 天患者诉腹稍胀，体温 38.8℃，急诊 B 超显示：腹腔少量积液，腹穿抽出液检查示：RBC +++，WBC0.6×10^9/L，利凡他试验阴性，白蛋白 7.4g/L；查肝功能示：白蛋白 29.1g/L；查血常规：WBC14.6×10^9/L，HB73g/L。医院考虑患者腹腔渗出液系因贫血，低蛋白血症及感染所致，故给予抗炎、对症、支持治疗。术后第 10 天，患者出现阴道流液，经肾盂静脉造影检查示：左侧输尿管下段造影剂外溢，考虑输尿管漏，医院为患者行膀胱左侧输尿管逆行插管造影术，结果显示：距远端输尿管 5cm 处导管不能通过，诊断输尿管阴道瘘，拟于 3 个月后炎症水肿消退了再行手术治疗。

争议焦点：患方认为医院在手术操作中失误造成患者输尿管损伤。医方则认为盆腔粘连严重是造成损伤的主要原因。

鉴定专家分析：

1. 市医院在为患者提供医疗服务的过程中，术前未进行仔细检查，术中发现盆腔粘连手术困难时未及时改行开腹手术，存在过失。

2. 市医院的上述过失与患者输尿管阴道瘘存在一定的因果关系。

3. 市医院的上述过失对患者输尿管阴道瘘负有主要责任。

结论：属于四级医疗事故，医院承担主要责任。

医学法学评析：输尿管易损伤的部位有 5 处：进入盆腔处（近骨盆漏斗韧带处）、侧盆壁、子宫动脉下方、进入宫骶韧带处以及膀胱入口处。手术时要避开输尿管易损伤的部位，特别是使用电凝、电切及激光时，若盆腔粘连严重，可手术中解剖输尿管或术前放置输尿管导管为指示。此实例的经验与教训：

1. 解剖位置不清时，避免盲目电凝、电切。

2. 盆腔粘连严重，手术操作困难时未选择中转开腹。

[**实例 99**] **诊疗经过**：患者，24 岁，2004 年 2 月 7 日剖宫产娩出一活婴，2004 年 8 月上旬到卫生院要求放环。此时患者为剖宫产后半年、哺乳期、月经尚未来潮，卫生院经检查及相关准备后，于 2004 年 8 月 17 日为患者放置子宫内节育环。放环后患者有少量阴道出血并伴下腹酸痛，经卫生院处理后好转。放环 1 月后复查，经 B 超检查发现：环位下移，卫生院即给予患者行取环术，因宫颈处未见节育环尾丝，卫生院采用取环钩为患者行宫内取环未成功，B 超引导下仍未取到节育环，此时患者阴道流血增多，卫生院停止取环，经相应处理并填塞纱布 2 块后，由 120 将患者转入某省级医院。省医院给予患者输液治疗，并留院观察，次日取出阴道纱布仍有少许阴道流血，尿 HCG 呈阴性，阴道 B 超检查提示：宫内未见节育环，子宫回声欠均匀，有 3.1cm×2.0cm 暗区，后壁近峡部 0.6cm×0.54cm 强光斑，腹部平片检查示：耻骨联合上约 6cm，偏左 4cm 见"＼"形状金属影，考虑：节育环外游，哺乳期，疤痕子宫穿孔。为避免外游节育环损伤盆腔、腹腔内脏器，医院于 2004 年 9 月 20 日晚急诊为患者行子宫修补、节育环取出术，术中见子宫后壁峡部有一 1cm×0.3cm 破口，节育环尾丝及部分环体在子宫外，节育环塑料有齿部分位于宫壁内，子宫穿孔部位有脓液溢出，量约 0.3ml，周围组织较硬，与盆腔粘连，医院给予清除脓液，用灭滴灵冲洗后，用 00/DG 线间断缝合子宫穿孔部位。术后诊断：子宫峡部后壁穿孔并感染，节育环外游。术后经抗炎、缩宫治疗，患者于 2004 年 9 月 27 日出院。出院后患者阴道一直有少量流血，至 2004 年 10 月 1 日阴道流血增多，10 月 4 日再次到省级医院就诊，经检查尿 HCG（－），血常规正常，医院诊断患者月经来潮，给予宫血宁治疗。2004 年 10 月 8 日患者阴道仍有流血，妇检子宫大小正常，给抗炎治疗后，阴道流血减少，10 月 18 日阴道流血增加，伴下腹隐痛，又到省医院就诊，经输液治疗 3 天，10 月 21 日阴道流血停止。2004 年 10 月 22 日患者再次阴道流血量增多，腹痛加剧，检查子宫增大如孕 3 月，张力大，压痛，B 超

提示：宫腔内回声紊乱区性质待查，盆腔积液。医院考虑：子宫积血，将患者收住院行清宫术，术前检查见宫颈外口有凝血块堵塞，探查宫深11.5cm，用卵圆钳夹凝血块时即出现喷射状出血，立即行宫腔填入纱条及相应的止血治疗无效，再行子宫动脉栓塞介入治疗后仍出血，继之患者出现失血性休克，DIC征兆。医院向家属交代病情后，于当晚20时急诊为患者行子宫次全切除术，术中见子宫增大如孕2月，表面充血水肿，浆膜层碰之即出血，子宫峡部左后壁清晰可见原修补术的缝线，周围组织脆烂。术后剖视切除的子宫，见子宫腔内左侧后壁自峡部开始到左宫角处，黏膜层和浅肌层有陈旧性隧道样损伤，肌层翻出，后壁有3条长约3.4cm、深约0.3cm的陈旧隧道样损伤，子宫壁薄，约0.5cm厚，内膜厚0.2cm，呈紫蓝色。病检报告：子宫内膜见凝血块，内膜腺体分泌，间质及部分肌壁充血出血，局部变性坏死，炎性细胞浸润。术后经抗炎对症支持治疗，患者于2004年11月3日痊愈出院。

争议焦点：患方认为卫生院为其放环、取环手术操作粗暴导致子宫穿孔，省医院治疗失误，经多次就诊及手术均未能保全子宫。

鉴定专家分析：

1. 卫生院在为患者行放环术前未认真行术前常规检查，违反操作常规，取环时造成子宫穿孔及子宫黏膜层及肌层多处损伤，存在过失。

2. 省级医院在2004年9月20日为患者行开腹取环术时，术前抗炎等准备不够，术中探查不仔细，术中处理不当（未放引流管，未行细菌培养）；2004年10月4日至10月22日患者多次到该院门诊就诊，但门诊在为患者诊治过程中存在欠妥之处。

3. 卫生院及省级医院的上述过失，与患者子宫次全切除之间存在因果关系。

4. 卫生院对患者子宫穿孔及多处子宫损伤负有主要责任，省级医院对患者宫次全切除负有主要责任。

结论：属于三级丙等医疗事故，省级医院及卫生院均承担主要责任。

医学法学评析：节育器放置时间应选择月经干净3~7天，流产、足月产及剖宫产来过一次月经后放置。哺乳期妇女子宫壁薄、软，剖宫产子宫壁有疤痕者更要高度警惕。操作要轻柔，防止子宫穿孔，术前要查明子宫大小、位置，严格无菌操作，取节育器困难时，必须查明原因，确定环的位置，不可盲目操作而发生脏器损伤。此实例的经验与教训：

1. 放环前检查不仔细，取环术操作盲目，不当。

2. 剖腹取环前抗炎治疗不彻底，术中探查不仔细，未行必要的分泌物培养及腹腔引流。

[实例100] **诊疗经过：**患者，25岁，因"流产后阴道流脓性分泌物伴腹痛20余天"，于2005年11月3日入住当地县医院妇产科。入院诊断：（1）盆腔包块性质待定（炎症可能）；（2）中度贫血、低蛋白血症。医院于2005年11月4日在硬膜外麻醉下为患者行剖腹探查术。术后诊断为弥漫性腹膜炎、盆腔脓肿，所施行的手术为盆腔脓肿引流术。术后第9天，患者的腹腔引流管内有粪样物流出，妇产科请外科会诊证实为肠

瘘，经相关治疗后患者于 2005 年 11 月 15 日自动出院。出院后患者又因剖腹探查术后 18 天切口裂开伴流液 10 余天，于 2005 年 11 月 21 日入住当地州级医院。入院诊断：（1）剖腹探查术后切口裂开并感染；（2）术后肠瘘；（3）盆腔脓肿。2005 年 11 月 23 日州级医院为患者行胸部 X 线摄片检查报告为亚急性血行播散型肺结核。经相关科室会诊后州医院将患者转传染科行抗结核治疗，外科协助处理肠瘘。经相关治疗后患者肺结核症状有所好转，于 2005 年 12 月 14 日自动出院。出院后其腹部肠瘘瘘口一直有粪便及肠液流出。

争议焦点：患方认为医院在诊断不明确的情况下即行手术导致肠瘘发生，属于误诊误治；医方则认为肠瘘发生是因为患者盆腔结核的特殊病情所导致。

鉴定专家分析：

1. 县医院在为患者提供医疗服务过程中存在过失：

（1）医院为患者进行手术治疗前准备不充分。

（2）术后医院为患者使用激素指征不明确、用法不规范。

（3）医疗文书记录不严谨，与实际病情有出入。

2. 医院的过失与患者术后发生肠瘘有因果关系。

3. 医院的过失对患者术后发生肠瘘负有主要责任。

结论：属于四级医疗事故，医院承担主要责任。

医学法学评析：近年来盆腔结核发病率有上升趋势，且临床症状多不典型，对盆腔脓肿，不明原因的感染应及时做细菌学检查明确诊断。此实例的经验与教训：

1. 术前、术中未做病原学检查。

2. 激素使用的指征不明确，用法不规范。

[实例 101] **诊疗经过：**患者，26 岁，因"停经 52 天，阴道流血 1 周"，于 2004 年 3 月 21 日到某私立医院妇产科门诊就诊，经检查诊断为不全流产，医院给予患者行清宫术，术中刮出组织内未见绒毛，刮出组织量约 3g，未送病检，术后给予四联抗菌素抗感染及对症治疗 4 天后，患者于 2004 年 4 月 14 日因宫外孕失血性休克入住当地某市医院，医院为患者行急诊剖腹探查术，术中见其腹腔内积血约 800ml，左侧输卵管壶腹部增粗约 3.5cm×3cm×2.5cm 大小，局部有一约 0.1cm 的破口，破口处可见活动性出血（此时患者停经 81 天），即行左侧输卵管切除术。术后病理检查结果：（左侧）输卵管妊娠。经相关治疗后，患者于 2004 年 4 月 22 日出院。

争议焦点：患方认为由于医院不负责导致患者的输卵管被切除；医方认为输卵管异位妊娠破裂，输卵管被切除是患者自身疾病发展所致，与医院的医疗服务无关。

鉴定专家分析：

1. 私立医院在为患者提供医疗服务的过程中，存在以下过失：

（1）在患者停经 52 天，尿 HCG 检测呈阳性，经清宫术刮出组织中未见绒毛的情况下，医院未对清宫所刮出的组织进行病检。

（2）门诊日志登记中显示 2004 年 3 月 28 日医院已考虑患者有宫外孕可能，但未收其住院观察。

（3）医院在清宫术后为患者使用四联抗生素预防感染不合理。

2. 患者所患异位妊娠有特殊性（从停经到破裂历时81天，病程长），由于异位妊娠导致其输卵管被切除。

3. 医院的上述过失与延误患者宫外孕早期诊治之间存在一定的因果关系。

4. 医院对延误患者宫外孕早期诊治负有次要责任。

结论：属于四级医疗事故，医院承担次要责任。

医学法学评析：本病例诊断应该不困难，当清宫术刮出组织肉眼未见绒毛时应引起临床医生重视，并行病理学检查，动态B超检查和尿HCG检查，以便能及时诊断早期宫外孕。此实例的经验与教训：

1. 人流或诊刮刮出的组织虽少，肉眼未见绒毛，但必须送病检。

2. 对可疑病人，应该进行必要的追踪检查和随访。

[实例102] 诊疗经过：患者，47岁，因"月经量过多，经期延长半年，头昏、乏力3天"，于2005年11月30日入住当地县中医院。入院时检查：生命征平稳，呈贫血貌，下腹部可触及约12cm×11cm×10cm大小之包块，此包块质硬，表面光滑，不活动；专科检查未进行；血常规检查显示：WBC10.1×10^9/L，HGB120g/L，PLT30.3×10^9/L；B超检查显示：（1）子宫增大并多发实质性占位性病变声像图（提示：多发肌瘤）；（2）双附件正常声像图。医院对患者诊断为：（1）子宫多发性肌瘤；（2）失血性贫血。经相关术前准备后，医院于2005年12月1日为患者行子宫次全切除术，术中见宫底部位有8cm×7cm×6cm大小的肌瘤，双侧附件正常。术后病检显示：（1）子宫黏膜下及肌壁间平滑肌瘤；（2）宫内膜增生过长。术后经相关治疗，患者腹部切口I/甲愈合，于2005年12月10日出院。出院后患者感下腹部疼痛并逐渐加重，曾于2006年2月5日再次到县中医院行B超检查显示：子宫颈、右附件正常声像图，左附件囊性占位性病变声像图，宫颈大小为3.9cm×3.7cm。后来，患者又在当地市医院复查B超显示：（1）残余宫颈肥大（大小约50mm）；（2）双附件区未见明显异常声像。2006年2月23日患者再到县中医院行B超检查显示：宫颈肥大声像图（大小为5.1cm×5.0cm×6.0cm），宫颈钙化灶声像图。后来患者到省肿瘤医院就诊，于2006年2月28日至3月22日入住该院诊治，经相关检查，医院为患者诊断为宫颈低中分化鳞癌Ⅱ期，给予化疗和放疗，病检结果为：（宫颈）鳞癌（倾向中—低分化）。目前患者病情稳定。

争议焦点：患方认为医院未行严格检查就进行手术治疗，延误了宫颈癌的治疗，属于医疗事故。

鉴定专家分析：

1. 县中医院在为患者提供医疗服务过程中存在以下过失：

（1）未进行常规专科检查。

（2）选择保留宫颈的手术方式缺乏依据。

2. 患者患宫颈癌与其自身体质有直接因果关系，县中医院的上述过失与患者的宫颈癌病情发展有一定的因果关系。

3. 县中医院的上述过失对患者的宫颈癌病情发展负有主要责任。

结论： 属于四级医疗事故，医院承担主要责任。

医学法学评析——此实例的经验与教训：

术前未做仔细、全面的检查，未行专科检查，未排除宫颈恶性病变而选择了子宫次全切的术式，致使宫颈癌未能得到及时诊治，违反了医疗操作原则。

[**实例 103**] 诊疗经过：患者，30 岁，因"下腹部疼痛 5 小时"，于 2005 年 3 月 12 日到当地县医院妇产科就诊，入院时查：BP100/56mmHg，P82 次/分，下腹部压痛，移动性浊音阳性，妇检：阴道内少许暗红色血液，后穹窿触痛，子宫及双侧附件因压痛未能触清，尿 HCG 弱阳性，B 超检查示：（1）右附件区不均质包块；（2）盆腔内积液，阴道后穹窿穿刺抽出 3ml 不凝血。诊断为：（1）黄体破裂并腹腔内出血？（2）异位妊娠破裂并腹腔内出血？经相关术前准备后，医院于 2005 年 3 月 12 日为患者急诊行剖腹探查术，术中见盆腔内积血，给予自体血回输 300ml，探查盆腔、子宫、左附件及右输卵管未见异常，右卵巢大小约 6cm×4cm×3cm，表面有一长约 1cm 纵形破口，可见活动性出血，破口下方见黄色组织（似黄体），卵巢破口周围探出凝血块约 50g，诊断为黄体破裂并腹腔内出血，给予行右卵巢修补术，破口处卵巢病灶楔形切除送病检显示：（1）（右卵巢）黄体破裂并出血；（2）（卵巢）单纯囊肿。术后经相关治疗，患者于 2005 年 3 月 19 日出院。患者自诉出院后一直有腹痛及少许阴道流血。2005 年 3 月 27 日，患者因腹痛加重，再次入住县医院妇产科，此次入院时查：BP120/80mmHg，P76 次/分，下腹压痛，移动性浊音阴性，妇检：阴道少许血染，宫体前位，子宫大小、活动正常，双侧附件因疼痛触诊不清，尿 HCG 阳性，HGB119g/L。B 超检查显示：（1）右附件区探及不均质包块；（2）盆腔少量积液。阴道后穹窿穿刺抽出不凝血 5ml。诊断：（1）异位妊娠？（2）腹痛原因待查。医院于 2005 年 3 月 27 日给予患者口服米非司酮 150mg，3 月 30 日给予氨甲喋呤 50mg 静脉滴注进行杀胚治疗，3 月 31 日复查尿 HCG 仍为阳性，患者于 2005 年 4 月 1 日转院到省级某医院诊治。医院为患者检查：HGB92/L，尿 HCG 阳性，血 HCG 定量 1423mIU/ml，尿 HCG 定量 2257mIU/ml，B 超检查显示：（1）右附件区实性不均质性包块（8.7cm×4.8cm×8.7cm）；（2）盆腹腔积液。医院给予患者口服宫外孕Ⅰ号方进行杀胚治疗，并给予抗炎治疗，2005 年 4 月 11 日复查血 HCG 为 506mIU/ml，尿 HCG 为 616mIU/ml，经相关术前准备后，医院于 2005 年 4 月 14 日为患者行剖腹探查术，术中见盆腔内有约 800ml 血凝块，盆腔内广泛粘连水肿，右输卵管壶腹部膨大呈 6cm×4cm×4cm 包块，医院给予行右输卵管切除，切除物病检结果为：输卵管妊娠。术后经相关治疗，患者于 2005 年 4 月 22 日痊愈出院。

争议焦点： 患方认为县医院的诊疗过程不仔细，造成患者二次手术，属于医疗事故；医方则认为黄体破裂、出血及输卵管妊娠均是患者自身所患疾病。

鉴定专家分析：

1. 患者因下腹部疼痛就诊于县医院，医院为其诊断为黄体破裂并腹腔内出血行剖腹探查术，诊断依据充分，手术指征明确。

2. 黄体破裂出血及输卵管妊娠均是患者自身所患疾病，此两种疾病同时存在时，早期诊断宫外孕有一定困难。县医院在为患者诊疗过程中存在术后追踪、观察不够仔细的过失。

3. 县医院的过失与患者遭受第二次手术创伤有一定的因果关系。

4. 县医院的过失对患者遭受第二次手术创伤负有次要责任。

结论： 属于四级医疗事故，医院承担次要责任。

医学法学评析： 本病例黄体破裂与异位妊娠同时存在属于特殊病例，术中见黄体破裂并且得到术后病理证实，但是医务人员忽略了患者的尿 HCG 也呈弱阳性改变，故而造成漏诊。此类患者应动态严密追踪血、尿 β—HCG，避免漏诊异位妊娠。此实例的经验与教训：

未追踪复查血、尿 β—HCG。

[实例 104] **诊疗经过：** 患者，33 岁，因"B 超检查发现左侧卵巢囊肿"，于 2003 年 8 月 6 日入住当地 A 医院妇产科。经相关术前准备后，医院于 2003 年 8 月 8 日在连续硬膜外麻醉下为患者行剖腹探查术，术中探查左侧卵巢囊肿约 10cm×8cm×8cm 大小，表面呈紫黑色，囊肿与盆壁、盆底、子宫侧壁、子宫后壁及肠管广泛粘连，在分离粘连过程中囊壁破裂流出巧克力样黏液约 200ml，术中向患者亲属交代病情并征得同意后，医院为患者行左侧附件切除术。术后诊断：左侧卵巢巧克力囊肿，经相关治疗后，患者于术后 7 天出院。2004 年 7 月 21 日患者因左腰部疼痛 1 年，到当地 B 医院就诊，经相关检查诊断为左肾积水原因待查，右肾囊肿。经相关术前准备后，B 医院于 2004 年 7 月 27 日在连续硬膜外麻醉下为患者行左输尿管下段端端吻合，双 J 管内引流术，术中探查确认为左输尿管下段离断损伤。出院诊断：（1）左输尿管下段离断性损伤并重度肾积水；（2）右肾囊肿。2004 年 8 月 16 日复查 B 超结果示：（1）左肾缩小，左肾盂轻度积水；（2）右肾囊肿。

争议焦点： 患方认为 A 医院手术操作失误造成患者输尿管离断损伤，肾功能丧失。

鉴定专家分析：

1. A 医院在为患者提供医疗服务过程中存在以下过失：

（1）医院在进行卵巢囊肿切除术过程中，误伤了左侧输尿管，致使患者的左输尿管完全离断损伤。

（2）医院在术中、术后未及时发现输尿管损伤，造成病情发展致左肾萎缩、左肾功能丧失。

2. 医院的上述过失与患者左肾萎缩、左肾功能丧失有直接因果关系。患者所患右肾囊肿及手术切除与医院提供的医疗服务无因果关系。

3. 医院的上述过失对患者的左肾萎缩、左肾功能丧失负有完全责任。

结论：属于三级甲等医疗事故，医院承担完全责任。

医学法学评析：当盆腔广泛粘连时，输尿管位置可因炎症而发生移位，处理骨盆漏斗韧带时一定要特别注意辨认清楚解剖位置。此实例的经验与教训：

1. 手术操作时未辨认清楚输尿管的解剖位置。

2. 术后未能及时发现输尿管损伤，丧失了输尿管吻合的最佳时机，导致左肾萎缩、功能丧失。

[实例105] 诊疗经过：患者，28 岁，末次月经为 2003 年 5 月 30 日，因"停经 1 月余阴道流血 20 天"，于 2003 年 7 月 28 日到当地农场医院妇产科就诊。患者诉自测尿早孕试纸为阳性，医院为行妇检后诊断：带环受孕。给予行人流术＋取环术＋放环术。术后患者阴道流血一直不止，7 月 30 日出现腹痛并逐渐加重，8 月 5 日又到该院妇产科门诊就诊，医院未给予行任何检查及治疗，嘱一周后若仍不好回来清宫（无病历记载，为患方所述。医方提供的患者 8 月 5 日就诊资料为慢性浅表性胃炎诊治材料）。2003 年 8 月 8 日患者发热，T39℃，伴大小便困难，曾到农场医院给抗炎对症治疗两天。8 月 10 日因病情继续加重到当地州级医院妇产科就诊，门诊以盆腔包块性质待诊（卵巢癌?）收住院。入院检查 T37.9℃，P92 次/分，R22 次/分，BP105/75mmHg，心肺（－），下腹部可扪及一包块，妇检：外阴阴道（－），宫颈光滑，子宫前位，形状欠清楚，似较正常增大，压痛明显，活动欠佳，其后可扪及一约 15cm×15cm×15cm 的包块，光滑，边界尚清楚，质硬，压痛明显，活动欠佳。阴道后壁亦可扪及一突起的包块，似与盆腔包块相连，压痛，不活动。入院初步诊断：（1）盆腔包块性质待查（卵巢癌? 后腹膜肿瘤?）（2）人流术后并感染。入院后患者一直发热，查伤寒、副伤寒抗原（＋），乙肝五项指标：HBsAg 阳性、抗－HBs 阴性、HBeAg 阳性、抗－HBe 阴性、抗－HBc 阳性，故转传染科治疗。治疗 7 天病情好转，于 2003 年 8 月 20 日再转回妇产科治疗。2003 年 8 月 25 日医院为患者行剖腹探查术，术中发现大网膜、肠系膜与子宫广泛粘连，形成一较大包块，无法探查，子宫左侧见蓝色包块、皮薄，分离粘连时，囊壁破裂，流出暗红色血液，量约 300ml，呈臭味，双侧卵巢、输卵管广泛粘连包裹，难以分离，子宫后壁粘连解脱后难以见正常组织，组织脆，医院给予行子宫全切＋血肿清除＋粘连松解术，保留双侧附件。术后给抗炎对症支持治疗，于 2003 年 9 月 2 日病情好转出院。术后病检报告：大量凝血块、炎性渗出及炎性肉芽组织，子宫未见明显病理性改变。

争议焦点：患方认为由于人流术后农场医院未给予积极治疗，使病情加重，导致子宫被切除。

鉴定专家分析：

1. 农场医院在为患者提供医疗服务过程中存在过失：术前、术中、术后没有给予应有的诊治，违反诊疗常规，导致盆腔血肿感染。

2. 州医院在为患者提供医疗服务的过程中存在过失：子宫切除依据不充分（术中描述与术后病检不符）。

3. 患者盆腔血肿感染及子宫切除与农场医院的过失有直接因果关系，患者子宫切除与州医院的过失有一定的因果关系。

4. 对于患者子宫切除农场医院负有主要责任，州医院负有次要责任。

结论： 属于三级丙等医疗事故，农场医院承担主要责任，州医院承担次要责任。

医学法学评析： 该患者阴道流血时间长，加上人流、取环、放环等宫腔手术操作，病原体易侵入宫腔，引起上行感染，故除手术中要严格无菌外，术前应加强抗感染治疗。盆腔脓肿形成后，手术原则以切除病灶为主，未生育青年妇女应尽量保留卵巢及生育功能。此实例的经验与教训：

1. 人流手术后未给予抗感染治疗，违反治疗常规。

2. 未严格掌握子宫切除的手术适应症。

[实例106] **诊疗经过：** 患者，36岁，因"腹痛6小时余伴恶心、呕吐1小时"于2007年1月16日下午4时入住当地乡镇卫生院。入院前2小时曾在外做腹部搓揉，双足倒立抖动，输液（具体不详）等治疗无缓解，患者及家属诉1月15日在外曾行B超检查，未见异常。入院时检查：体温37.2℃，脉搏80次/分，呼吸22次/分，血压100/70mmHg，急性病容，神志清楚，全身皮肤黏膜无异常，浅表淋巴结无肿大，心肺无异常，腹平坦，右下腹压痛，无反跳痛及肌紧张，肠鸣音正常，脊柱、四肢无异常，肛门、外生殖器无异常，入院诊断：腹痛原因待查？住院后给予抗炎、对症、支持治疗，病情无好转，患者烦躁不安，脉搏110次/分，呼吸22次/分，血压90/50mmHg，卫生院提出让患者转院。患者于2007年1月16日下午9时50分转入当地县医院妇产科，入院时已经呈休克状态，血压为零，县医院诊断为：（1）宫外孕并腹腔内出血；（2）失血性休克。医院立即给予积极抗休克治疗，剖腹探查等处理，但终因患者病情危重，抢救无效死亡。

争议焦点： 患方认为由于卫生院延误诊断，导致患者未得到及时治疗。

鉴定专家分析：

1. 由于卫生院对患者病情判断及其发展的严重性估计不充分，对病情观察不严密，延误了抢救时机，组织转院不力，存在过失行为。但乡镇卫生院医疗条件有限，医生对妇产科疾病认识有限，缺乏经验。

2. 患者属异位妊娠破裂出血，本病为妇科急症，病情发展迅速，是导致患者死亡的主要原因。

3. 卫生院的过失行为与患者的死亡有因果关系。

4. 卫生院对患者的死亡负次要责任。

结论： 属于一级甲等医疗事故，卫生院医院承担次要责任。

医学法学评析： 医疗机构对危重病人应当给予立即处理。对限于设备或者技术条件不能诊治的病人，应当及时转院，卫生院违反了《医疗机构管理条例》第三十一条的规定。此实例的经验与教训：

1. 对于女性病人一定要询问月经史，以腹痛就诊者更不要排除宫外孕情况。

2. 乡镇卫生院医务人员需要不断提高临床工作经验，对于无条件诊治的疑难、急危重病人应当及时组织转院。

妇产系统发生医疗事故的主要原因

1. 违反《执业医师法》，超范围行医。
2. 观察待产妇不仔细。
3. 助产失误损伤胎儿。
4. 错判产后大出血的原因。
5. 违反产前检查原则和缩宫素的使用原则。
6. 对前置胎盘、胎盘早剥、胎盘剥离不全的处理违反医疗原则。
7. 放环、取环操作不当，违反医疗原则。
8. 对人流或诊刮的组织未送病检。
9. 手术损伤输尿管。
10. 误诊宫外孕。

四、儿科系统

由于儿科疾病和病人的特殊性，部分患儿无法确切表达自己的症状，加之疾病变化快，在临床实践中容易导致误诊误治和抢救不及时。

[实例107] 诊疗经过：患儿，男，1岁，因"反复抽搐5小时"，于2003年7月30日17时30分急诊入住当地州级医院儿科。2003年7月30日中午患儿服板蓝根冲剂（据家长提供）后在玩耍中出现抽搐，面色青紫，口吐白沫，牙关紧闭，双眼上翻凝视，唤之不醒，小便失禁，持续约10分钟后缓解。但缓解后仍有嗜睡，时有抽动发作伴不规则发热，体温最高时达39℃。家长立即带其到县医院诊治（诊断不详），经用安定、鲁米那、氯丙嗪、甘露醇等药物治疗后，症状无缓解，患儿又再发生抽搐两次后被急转州级医院急诊科就诊，后以抽搐原因待查入住该院儿科。入院时检查，体温37.8℃，R52次/分，心率150次/分，神志不清，一般情况差，面色苍白，唤之不醒，对刺激有微弱反应，前囟1.5cm×1.5cm，平坦，张力稍高，颈软，双肺及心脏、腹部无异常，肢端暖，四肢肌张力正常。神经系统检查：生理反射存在，右侧巴氏症可疑，余病理症及脑膜刺激症阴性。诊断考虑为：（1）中毒性菌痢；（2）中枢感染；（3）中毒。医院给予抗感染，止惊，营养脑细胞，退热及降颅压等对症支持治疗后，患儿抽搐症状稍有缓解。在诊治过程中，患儿家长曾提出其有毒物食入的可能，要求做毒物检测，但医方未予重视。2003年8月11日，患方自动出院。2003年8月12日患儿被送到省级医院治疗，8月13日医院将患儿血样及可疑中毒样送到卫生检验中心检测，结果为：患儿血液毒鼠强阳性；可疑中毒样毒鼠强阳性，氟乙酰胺阳性。医院确诊患儿为毒鼠强中毒，给予止惊、脱水及二巯基丙磺酸钠等治疗后，2003年8月19日复查：患儿血液毒鼠强转为阴性。之后患儿又被带到某部队医院就诊，诊断为脑性瘫痪、低智能（检查结论：运动功能障碍，不能独坐，不能独站和行走，不会伸手取物，手功能不灵

活，智能障碍，不能正常理解大人语言，不会说简单的话）。经康复治疗后无明显好转。

争议焦点： 患方认为由于医院未重视患儿家长提出的进行毒物检测，导致延误了对患儿毒鼠强中毒的诊断和治疗。

鉴定专家分析：

1. 州医院在为患者提供医疗服务的过程中存在过失：对患方提供的可疑中毒情况未给予充分重视，未抓住中毒抢救最佳时机。

2. 患儿目前状况主要是由毒鼠强和氟乙酰胺中毒所致，与州医院的过失也有一定因果关系。

3. 患儿的损害后果主要是由中毒所致，州医院对患儿的损害后果承担次要责任。

结论： 属于二级乙等医疗事故，医院承担次要责任。

医学法学评析——此实例的经验与教训：

儿科就诊的许多患儿无法自己表述和提供有价值的病史与症状，因此，由患儿家长、保姆以及老师提供的病史资料非常重要，必须高度重视。

[**实例108**] **诊疗经过：** 患儿，男，1岁，因"发热、腹泻2天"，于2005年1月4日11时30分以"小儿腹泻并重度脱水"入住当地镇卫生院，入院时检查：T38℃，P104次/分，R24次/分，精神萎靡，烦躁，眼窝凹陷，皮肤弹性差，唇干。卫生院给予对症、抗炎及支持治疗。2005年1月5日1时患儿病情加重，经抢救无效，于2005年1月5日1时30分临床死亡。2005年1月6日经司法鉴定中心进行尸体解剖，结果报告为：（1）非化脓性小肠炎；（2）慢性胃炎；（3）肺水肿、慢性支气管炎、肺泡间隔慢性炎细胞浸润；（4）心、脑、肝、肾呈急性缺氧性病理改变；（5）肾上腺皮质呈急性应激反应；（6）全身淋巴组织增生活跃。

争议焦点： 患方认为卫生院的过失医疗行为导致患儿死亡；医方则认为是由于患儿重度脱水，病情严重而死亡。

鉴定专家分析：

1. 卫生院在为患儿提供医疗服务的过程中存在以下过失：

（1）对患儿腹泻、重度脱水的治疗措施不力，补液、用药不合理，抢救不及时。

（2）鉴于卫生院医疗条件所限，卫生院对患儿病情的危重性认识不足，未能有效、及时地动员其家长及时转院，导致丧失最佳抢救时机。

2. 卫生院的上述医疗过失与患儿的死亡有因果关系。

3. 卫生院的上述医疗过失对患儿的死亡负有次要责任。

结论： 属于一级甲等医疗事故，卫生院承担次要责任。

医学法学评析——此实例的经验与教训：

1. 在患儿病情严重，卫生院医疗技术和治疗设备有限的情况下，卫生院未采取有效的转院措施，违反了《转院转科制度》规定。

2. 小儿腹泻、重度脱水的病情危重、变化快，治疗上必须采取及时、合理、有效的措施。

[**实例 109**] **诊疗经过**：患儿，男，1 岁，因"腹泻水样物（具体病程时间不详）"，于 2005 年 12 月 13 日 1 时左右被送到镇卫生院就诊，值班医师接诊后将其收住院治疗。入院时检查：体温 40℃，呼吸困难。诊断为：消化不良，脱水。经卫生院给予患儿行输液、抗感染及对症治疗无好转，于 2005 年 12 月 13 日 11 时出现呼吸急促，体温 40.5℃，卫生院给予肌注安痛定、柴胡后患儿体温下降至 37℃~38℃。2005 年 12 月 13 日 12 时患儿腹胀明显，双眼睑轻度浮肿，前述病症无好转，卫生院继续给予输液处理（具体情况不详）。至 2005 年 12 月 13 日 18 时输液结束时检查，患儿体温 38℃，面色苍白，眼睑浮肿，尿少，呼吸音粗，肺部偶闻及湿啰音。2005 年 12 月 13 日 18 时 30 分患儿病情加重，仍呼吸困难，18 时 40 分卫生院给予肌注可拉明 3.75g，至 20 时 10 分仍无好转，21 时患儿张口呼吸，四肢冰冷，腹胀加剧，双肺湿啰音明显，心率 160 次/分，呼吸 34 次/分，卫生院向患儿亲属口头通知病危，同时给予吸痰、人工呼吸、肌注可拉明 0.12mg，肾上腺素 0.33mg 等抢救，但终因抢救无效，患儿于 2005 年 12 月 13 日 21 时 45 分死亡。

争议焦点：患方认为由于卫生院医务人员不负责、相互推诿以及对患儿的诊断、治疗和病情观察存在过失导致患儿死亡。

鉴定专家分析：

1. 镇卫生院管理存在缺陷，无住院病历及病程记录，医嘱不规范，未落实交接班制度和各值班医生职责，在为患儿提供医疗服务过程中存在以下过失：

（1）医生之间相互推诿，导致患儿未及时得到必要的抢救。

（2）对患儿腹泻脱水的诊断（程度、性质等）判断存在问题，在补液量、补液成分、纠正酸中毒、补钾等方面也不同程度地存在问题，输液速度无记录。

（3）治疗用药不规范。

（4）患儿病情发生变化后卫生院观察不力，对病情的严重性认识不足，未采取相应的抢救措施。

2. 卫生院的上述过失与患儿死亡有一定的因果关系。

3. 卫生院的上述过失对患儿死亡负有主要责任。

结论：属于一级甲等医疗事故，卫生院承担主要责任。

医学法学评析：卫生院对患儿的治疗中，无住院病历及病程记录，未落实交接班制度和各值班医生职责，违反了《病历书写基本规范（试行）》、《医师值班交接班制度》，致使患儿未得到及时抢救。对患儿腹泻脱水的诊断不准确、观察不力、用药不规范等过失行为与患儿死亡有因果关系。此实例的经验与教训：

1. 婴幼儿腹泻是儿科常见疾病，往往由于诊断和治疗不及时、不到位，容易导致严重后果。

2. 临床工作中要严格遵守《病历书写基本规范（试行）》、《医师值班交接班制度》。

[实例110] **诊疗经过**：患儿，女，5个月，因"鼻塞、流涕5天，呕吐1天，解黏液血便2次"，于2006年3月4日入住当地县医院儿科治疗。3月4日外科第1次会诊意见：不支持肠套叠诊断。住院期间，每天解血便，伴呕吐、哭闹。3月7日腹部摄片提示：部分肠管充气，可见多个液平面，考虑肠梗阻。第2次外科会诊，诊断为：（1）消化道出血；（2）肛裂可疑。继续对症治疗，病情未好转。3月8日家长要求出院，转上级医院治疗。2006年3月8日省级医院将患儿以急性肠套叠收住医院，急行腹腔探查术。术中见多处结肠已坏死穿孔，回盲部套叠，行肠套叠松解手术，坏死肠管切除，肠吻合，结肠穿孔修补，回肠造瘘术，手术顺利，患儿术后恢复好，于2006年4月17日出院。

争议焦点：患方认为由于县医院延误对患儿的诊断和治疗，导致患儿肠套叠加重，导致部分肠坏死，属于医疗事故。

鉴定专家分析：

1. 县人民医院在为患儿诊疗的过程中，存在如下过失：

（1）病史采集、临床资料收集不全，医疗文书未能完全反应患儿病情变化。

（2）院方对该患儿不典型肠套叠的病情变化及临床表现认识不足，未能做出进一步的检查、诊断与处置，导致延误诊断，肠套叠段坏死。

2. 县医院对该患儿提供的医疗服务行为，与该患儿最后肠套叠段坏死，部分切除之间存在因果关系，并负主要责任。

结论：属于三级丁等医疗事故，医院承担主要责任。

医学法学评析——此实例的经验与教训：

患儿临床表现及相关检查已经支持肠套叠的诊断，但是由于医务人员对肠套叠，尤其是不典型肠套叠的认识不足，延误了对患儿的诊断和治疗。

儿科系统发生医疗事故的主要原因

1. 违反《转院转科制度》、《病历书写制度》、《医师值班交接班制度》。

2. 未认真、完整收集患儿的病史资料。

3. 对患儿病情变化认识不到位、处理不及时。

4. 延误对患儿的诊断和治疗。

五、急诊系统

【急诊内科】

[实例111] **诊疗经过**：患者，女，20岁，因"自服敌敌畏后神志不清楚约1小时"，于2005年4月27日7时10分被急送当地中心卫生院就诊。入院检查：体温、血压未测，脉搏52次/分，呼吸12次/分，急性危重病容，面色苍白，口唇发绀，口角大量流涎，可闻刺鼻蒜臭味，双瞳等大等圆，直径1mm，对光反射消失，双肺闻及大量痰鸣音及湿啰音，心率52次/分，律齐，腹平软，肝脾未及，脊柱无畸形，双下肢不肿，可见全身尤其是颈部、四肢肌束颤动，生理反射未引出，病理症（－）。初步诊

断：（1）急性重度敌敌畏中毒；（2）中毒性休克。医院给予患者吸氧、输液、扩容及静滴阿托品、纳洛酮、尼可刹米、洛贝林、碘解磷定等抢救治疗，但患者病情一直未见好转。7时30分患者呼吸变弱，大小便失禁，医院一直给予反复静注阿托品，共用阿托品3805mg；7时55分给予行清水洗胃；9时5分患者心跳停止，医院立即给予心、肺复苏抢救，但终因抢救无效，患者于2005年4月27日9时29分临床死亡。

争议焦点：患方认为由于卫生院抢救不及时，措施不到位，导致患者死亡；医方则认为由于患者自服大量敌敌畏，病情严重，抢救无效死亡，不应该承担责任。

鉴定专家分析：

1. 中心卫生院在抢救患者敌敌畏中毒过程中存在以下过失：

（1）违反中毒抢救的医疗常规，未及时洗胃，阿托品使用不规范，观察时间不足，对阿托品化认识不够。

（2）观察病情不够仔细，病程记录不完善。

2. 中心卫生院的上述过失与患者的死亡一定的因果关系。

3. 中心卫生院的上述过失对患者的死亡负有次要责任。

结论：属于一级甲等医疗事故，医院承担次要责任。

医学法学评析——此实例的经验与教训：

1. 医院未及时使用清水反复洗胃，直至洗清为止，违反了有机磷杀虫剂（敌敌畏）中毒抢救的重要原则。

2. 医务人员对使用阿托品抢救有机磷杀虫剂中毒的认识不足，在使用阿托品和观察病情方面违反阿托品的使用原则。

［实例112］诊疗经过：患者，男，12岁，因"误服带有农药的梨后恶心、呕吐、腹痛、头痛、头晕、出汗"，于2004年7月26日18时到乡卫生院诊治。入院时检查：T36.8℃，P82次/分，R23次/分，一般情况差，急性病容，面色苍白，瞳孔0.5mm，双肺闻及湿性啰音，余无特殊。初步诊断为急性农药中毒：（1）有机磷农药中毒？（2）其他农药中毒暂不排外。卫生院立即给予洗胃、催吐、输液、利尿、地米及阿托品1mg每20分钟静推直致阿托品化后再减量维持阿托品化等处理，经上述治疗后患儿病情曾有所好转，面色红润，瞳孔3mm，肺部啰音减少，2004年7月27日4时5分患儿病情反复，出现烦躁，卫生院立即给予重点救护，4时50分患儿突发抽搐，口吐血沫，瞳孔缩小如针尖，双肺布满湿性啰音，卫生院立即给予阿托品、速尿、地塞米松等处理，但患儿病情仍无好转，于5时发生呼吸、心搏骤停，经心肺复苏等抢救无效，患儿于2004年7月27日5时10分死亡。

争议焦点：患方认为卫生院初期对患者的抢救及时、有效，但在后期疏于观察和治疗，对患者病情复发性重视不够。

鉴定专家分析：

1. 乡卫生院在为患儿提供医疗服务过程中诊断明确，治疗处理原则基本正确，由于医方属乡镇卫生院，条件有限，又是成批病人中毒就诊等原因，在对病人的后续观察治疗中，对病情变化认识不足，存在过失，区、乡有关主管部门及卫生院领导组织抢救不力，负有领导责任。

2. 卫生院的上述过失与患儿的死亡有一定的因果关系。

3. 卫生院的上述过失对患儿的死亡负有次要责任。

结论：属于一级甲等医疗事故，卫生院承担次要责任。

医学法学评析——此实例的经验与教训：

对有机磷杀虫剂中毒患者的抢救中为防止病情复发，在中毒症状缓解后的观察治疗中应逐步减少解毒药用量，直至症状消失后停药，至少观察 3~7 天。

[实例 113] 诊疗经过：患者，女，31 岁，因"咳嗽，咯血，气促 35 分钟"，于 2004 年 4 月 2 日 4 时 45 分入住当地三级医院急诊科诊治。入院检查：T36.8℃，P80 次/分，R26 次/分，BP110/70mmHg；神清，端坐呼吸，轻度贫血，全身皮肤轻度发绀，口唇发绀；双肺满布中水泡音，心界无异常，HR80 次/分，无杂音；腹部膨隆，如孕 5 月大小，腹软、无压痛、肝脾未触及；神经系统未发现异常。入院诊断：（1）急性肺水肿并呼吸功能衰竭；（2）急性呼吸窘迫综合征（ARDS）。医院给予Ⅰ级护理，氧疗，肌氨肽苷针 6ml，头孢哌酮钠针 4.0g，喘定针 0.5 加地塞米松 10mg 静滴治疗，经上述治疗，患者病情曾一度好转，双肺水泡音减少，但仍不能平卧。2004 年 4 月 2 日 5 时 45 分患者再次出现呼吸困难，口唇、指端发绀加重，并咯粉红色泡沫痰，医院给予可拉明针 0.375g，洛贝林 3mg 静推 2 次，甲基强的松龙针 120mg 静滴，西地兰针 0.2mg，速尿 20mg 静推及吸痰处理。2004 年 4 月 2 日 6 时 50 分患者病情加重，极度烦躁，神志恍惚，呼吸极度困难，口唇、指端重度紫绀，双肺大中水泡音，咯鲜红色泡沫痰，HR25 次/分，心音极弱，医院给予加大氧流量，心脏按压，肾上腺素、可拉明、洛贝林静推等抢救治疗，但终因抢救无效，患者于 2004 年 4 月 2 日 7 时 20 分死亡。死亡诊断：（1）急性肺水肿并呼吸功能衰竭，（2）ARDS。尸检结论：患者死因为间质性肺炎、支气管肺炎、支气管周围炎，出现急性肺水肿、肺淤血、肺出血致左右支气管及其分支血性分泌物堵塞，最终导致窒息缺氧，呼吸、循环衰竭死亡。

争议焦点：患方认为医院对患者的抢救过程中存在医疗过失行为，导致患者死亡。

鉴定专家分析：

1. 该三级医院在为患者提供医疗服务过程中诊断明确，治疗处理原则基本正确。患者的病情重、病情变化快，医院由于客观条件的限制，在对患者的观察治疗中，对其病情的严重性及预后认识不足，未进行必要的化验检查，未请有关专家会诊，处置过程措施不得力、不到位，抢救过程存在过失。

2. 医院的上述过失与患者的死亡有一定的因果关系。

3. 医院的上述过失对患者的死亡负有次要责任。

结论：属于一级甲等医疗事故，医院承担次要责任。

医学法学评析：评价肺炎病情严重程度对于决定在门诊或住院以及在 ICU 治疗至关重要。此实例的经验与教训：

1. 该患者属于重症肺炎，但是由于医院未进行必要的检查，如：血常规、胸片、动脉血氧分压、动脉血二氧化碳分压以及 PaO_2/FiO_2 等，故无法判断病情严重性，抢救措施不到位、不得力。

2. 该患者属于呼吸内科急重症，急诊科未请有关专家会诊，违反了《会诊制度》、《急诊观察室工作制度》。

【急诊外科】

[实例 114] 诊疗经过：患者，男，19 岁，2004 年 4 月 9 日 17 时 40 分被刺伤，18 时 40 分被送到县医院急诊科就诊。经 X 线片、CT、血液分析等检查后，医院为患者诊断为右侧外伤性血气胸，经输液、清创缝合后于当日 21 时转入该院外 2 科住院治疗。入院后医院又给予患者复查了胸部 CT 片，并做了右侧胸腔闭式引流术，分别于右侧第 2 及第 8 肋间置管，共引流出血性液体 3000ml。医院给予患者输血共 1700ml，总输液量 7400ml，并给予持续心电监护及辅助呼吸、止血等处理，准备创造条件待患者伤情稳定后做剖胸探查。但患者于 2004 年 4 月 10 日 5 时 30 分心跳呼吸停止，经抢救无效死亡。县公安局于 2004 年 4 月 10 日做了尸体解剖，结论为：（1）患者系肺部刺伤引起失血性休克死亡；（2）推断致伤工具为单刃刺器及钝器。

争议焦点：患方认为医院对患者抢救治疗不及时，措施不当导致患者死亡。

鉴定专家分析：

1. 县医院在为患者提供医疗服务过程中存在过失：诊治过程中规章制度不健全，病历记录缺失或不完善，处理上有医疗技术失误，对此类急重病人未向上级请示汇报以进行院内、外会诊和组织抢救，违反了医疗原则。

2. 根据病史、体检、X 线片、CT 检查及尸检资料可以确定，患者的直接死亡原因为右胸刺创伤致右侧开放性血气胸及活动性失血性休克，县医院的上述过失与患者的死亡有一定因果关系。

3. 县人民医院无胸外科专科，对抢救效果有较大影响，且患者自身的病情危重，故医院的过失对患者的死亡负有次要责任。

结论：属于一级甲等医疗事故，医院承担次要责任。

医学法学评析——此实例的经验与教训：

1. 未及时组织会诊，病历记录不全，违反《会诊制度》、《急诊观察室工作制度》。

2. 作为二级医院的县级医院应该有能力和条件抢救失血性休克，但由于医院救治的力度不够，措施不到位，存在过失行为。

[实例 115] 诊疗经过：患者，男，46 岁，因"车祸伤及头、胸、腰、左上肢 3 小时"，于 2004 年 7 月 30 日 22 时 50 分入住当地县医院，患者受伤后感腰痛，头部及左

上肢伤口流血。既往无特殊。入院时检查：P114 次/分，R28 次/分，BP110/66mmHg，被抬入病房，双瞳孔等大；头顶部见 3cm 及 1.5cm 长的两条头皮裂伤，尚有活动性出血；前胸壁见散在点片状青紫，胸 10 至腰 5 椎体压痛，活动受限；腹平软，全腹无压痛、反跳痛及肌紧张，肝、脾区无叩痛；左前臂远端见 1cm 皮肤裂伤，左手见 2.5cm 及 2cm 的两个不规则皮肤裂口，均有活动性出血；左腰背及左臀部见片状青紫，左臀部有 10cm×8cm 大小的青紫淤血，左髋关节活动受限。血常规示：WBC14.96×10^9/L，N51%，L44%，RBC3.27×10^{12}/L，Hb122g/L，Bpc18×10^9/L。初步诊断：（1）头、胸部复合伤：①脑挫伤，脑干挫伤，颅骨骨折，颅内血肿？②血气胸，创伤性湿肺，肋骨骨折。（2）腹部脏器损伤待诊：①肝、脾、肾等实质性脏器损伤？②肠系膜血管损伤？③空腔脏器损伤可能。（3）胸椎及腰椎骨折。（4）左髋关节及骨盆骨折？（5）头皮裂伤，左前臂及左手皮肤裂伤。（6）腰部、左臀部及前胸壁软组织挫伤。入院后医院立即给予补液，扩容，止血，清创缝合，吸氧及对症、支持治疗，并严密观察病情变化，明确诊断。入院后 1 小时（2004 年 7 月 30 日 23 时 50 分），患者出现心跳呼吸变弱，医院立即给予肾上腺素、可拉明、洛贝林、阿托品等治疗，次日凌晨（2004 年 7 月 31 日）0 时 20 分患者终因抢救无效死亡。死亡原因：胸腹腔脏器损伤可能，失血性休克，呼吸心搏骤停。

争议焦点：患方认为医院对患者多发性外伤严重性认识不足，组织抢救措施不到位导致患者死亡。

鉴定专家分析：

1. 县医院在为患者提供医疗服务过程中，存在对其多发性外伤的严重性认识不足，抢救措施不力，未履行告知义务的过失。

2. 患者死亡的直接原因是严重外伤所致。

3. 医院对患者的死亡负有轻微责任。

结论：属于一级甲等医疗事故，医院承担轻微责任。

医学法学评析——此实例的经验与教训：

1. 患者病情严重，医院未履行告知义务，违反了《中华人民共和国执业医师法》第二十六条、《医疗机构管理条例》第三十三条、《医疗事故处理条例》第十一条、《病历书写基本规范（试行）》第十条。

2. 患者直接死亡原因是严重的外伤所致，但是由于县医院对患者伤情认识不足，抢救治疗措施不到位，存在过失行为。

[实例 116] 诊疗经过：患者，男，57 岁，因"外伤后昏迷，口、鼻、外耳道流血 30 分钟"，于 2004 年 12 月 3 日 20 时入住当地县医院外二科。入院后经相关检查，初步诊断为：（1）创伤性休克；（2）急性呼吸、循环功能不全；（3）脑挫伤；（4）颅底骨折；（5）肋骨骨折；（6）下颌骨骨折；（7）全身多处软组织挫伤。入院后医院给予吸氧、止血、抗休克、抗感染、脱水、支持及对症等处理，次日（2004 年 12 月 4 日）6 时患者病情恶化，经抢救无效于 2004 年 12 月 4 日 8 时临床死亡。死亡诊断：（1）创

伤性休克并急性呼吸、循环功能衰竭；（2）脑挫伤；（3）颅底骨折；（4）肋骨骨折；（5）下颌骨骨折。

争议焦点：患方认为医院对患者病情重视不够，组织抢救重度创伤性休克的方法不当，措施不力，导致患者死亡，属于医疗事故。

鉴定专家分析：

1. 县医院在为患者提供医疗服务过程中，对其重度创伤性休克抢救措施不力，存在过失。

2. 县医院的过失与患者的死亡存在因果关系。

3. 县医院的过失对患者的死亡负有主要责任。

结论：属于一级甲等医疗事故，医院承担主要责任。

医学法学评析——此实例的经验与教训：

1. 医院未及时组织相关会诊，违反了《会诊制度》、《急诊观察室工作制度》。

2. 医院对患者未做相关检查，缺乏正确判断，治疗方法单一，效果欠佳。

急诊系统发生医疗事故的主要原因

1. 违反《会诊制度》、《急诊观察室工作制度》和《医疗机构管理条例》等。

2. 违反中毒抢救的医疗原则。

3. 在抢救有机磷杀虫剂中毒时违反解毒药应用原则。

4. 检查病人不仔细，诊断失误，抢救措施不到位。

六、五官系统

【耳鼻喉科】

[实例 117] **诊疗经过：**患者，女，26 岁，因"右耳反复流脓血性分泌物 10 余年，头晕 7 年"，于 2004 年 4 月 10 日到当地市医院就诊，CT 检查示右侧中耳软组织肿块，胆脂瘤可能性大，患者于 2004 年 4 月 12 日以右耳胆脂瘤型中耳炎入住该院耳鼻喉科。入院检查：右耳听力下降，右耳道内有干痂，取除后见耳道底部后上壁皮肤红肿，有灰白色胆脂瘤样上皮覆盖，鼓膜松弛部穿孔，并有少量脓性分泌物渗出，无面瘫，余无异常。医院于 2004 年 4 月 15 日 10 时 10 分在局麻下为患者行显微右耳乳突探查、改良根治术，手术顺利，术后发现患者出现右侧面瘫，经医院给予相关治疗 18 天后患者头晕症状消失，但面瘫仍无改善。2004 年 7 月 22 日至 7 月 28 日到某省级院就诊，诊断为面神经断伤。2004 年 8 月 19 日该省级医院耳鼻喉科为患者进行手术将断伤面神经吻合。目前患者面神经功能较术前有所恢复。

争议焦点：患方认为医院的医务人员手术失误损伤神经导致患者右侧面瘫。

鉴定专家分析：

1. 医院在为患者提供医疗服务的过程中诊断明确，手术指征明确，并履行了术前告知义务，但存在以下医疗过失：

（1）对该手术的复杂性认识不足。

（2）预防手术并发症的措施不力。

（3）术后患者出现右侧面瘫时处理不力。

2. 医院的上述过失与患者右侧面瘫有因果关系。

3. 医院的上述过失对患者右侧面瘫负有次要责任。

结论： 属于四级医疗事故，医院承担次要责任。

医学法学评析——此实例的经验与教训：

1. 医务人员对乳突探查、改良根治术认识不足，缺乏手术经验。

2. 对此术式的并发症认识不足，术中的防范措施不力。

3. 发现损伤神经导致面瘫后处理不及时，措施不到位。

[实例118] **诊疗经过：** 患者，女，56岁，因"头昏、头痛反复发作十余年，加重三天"，于1992年10月7日收住当地县医院五官科治疗，于1992年10月17日在五官科行右上颌窦囊肿摘除术，同年11月25日出院，病历中未提供放置引流管记录；2005年1月患者到某省级医院住院治疗，经鼻腔、鼻窦CT检查提示右侧上颌窦腔内软组织充填，软组织内见高密度影像，性质待定。另外一家省级医院行CT检查示：右侧上颌窦腔内见软组织充填，于软组织内见不规则密度致密影，为钙化，于2005年8月10日在该省级医院再次行右侧上颌窦囊肿摘除术，术中取出一节塑料引流管。

争议焦点： 患方认为由于县医院工作粗心、不负责，导致塑料引流管遗留在患者的上颌窦腔内13年。

鉴定专家分析：

1. 县医院不能举证患者在省级医院再次行右侧上颌窦根治术后取出的塑料管异物与县医院为患者提供的医疗服务无关。

2. 引流管滞留上颌窦腔是造成二次手术的直接原因。

结论： 属于四级医疗事故，县医院承担完全责任。

医学法学评析——此实例的经验与教训：

1. 任何留置体腔内的医用引流物，当拔出引流物或引流物自行脱落后，必须检查其是否完整。若发现引流物不完整时，要追查原因，找到脱落和断裂部分。

2. 病程记录要严格记录一切医疗活动，包括简单的拔引流管等行为，避免将来不能举证的情况。

【眼科】

[实例119] **诊疗经过：** 患者，女，12岁，2005年8月23日20时"左眼被刀子划伤"，于2005年8月24日11时到当地县医院就诊，入院时检查：左眼视力约4.2，角膜全层裂开约7毫米，虹膜脱出嵌顿，瞳孔呈椭圆形。经相关术前准备后，医院为患儿急诊行虹膜复位，角膜缝合术，并积极给予局部及全身抗菌素、激素以及扩瞳治疗。术后第14天拆去角膜缝线，2005年9月9日医院发现患儿左眼创口裂开，即给予再次加固缝合，之后患儿左眼视力迅速下降，于2005年9月19日被转送省级医院进一步治疗。

争议焦点：患方认为县医院违反角膜缝合术后拆线时间规定，过早拆线导致角膜伤口裂开，患者视力下降，属于医疗事故。

鉴定专家分析：

1. 县医院在为患儿提供医疗服务过程中未发现违法违规行为。

2. 患儿的病情现状主要是由于眼外伤所致，但医院在具体技术处理过程中，因过早拆线引起伤口裂开，多次手术，存在不足，与患儿角膜混浊的病情现状有一定的因果关系。

3. 县医院的上述不足对患儿的病情现状负有次要责任。

结论：属于三级丁等医疗事故，医院承担次要责任。

医学法学评析：医院术后第 14 天拆除缝线，导致患儿角膜创口裂开，违反了角膜缝线拆出要求。角膜缝线原则上术后 2～3 个月拆除，拆除缝线有以下 4 个指征：（1）界面纤维化，能够看到眼底红光反射；（2）缝线松动；（3）伤口血管化；（4）虹膜与伤口部位无粘连。此实例的经验与教训：

医务人员违反了角膜缝合线拆除的医疗原则。

【口腔科】

[**实例 120**] 诊疗经过：患者，男，39 岁，因"左下患牙不能嚼食物"，于 2006 年 3 月 3 日到当地县医院门诊就诊，经相关检查后，医院为患者诊断为：左下智齿慢性牙髓炎并发尖周炎，拟进行拔除患牙治疗。医院在为患者拔除患牙过程中误伤其左下第二磨牙，致使患者左下第二磨牙牙冠折断，左下智齿未能拔除。患者于 2006 年 3 月 7 日到当地市医院就诊，经相关检查见：左下智齿存，有龋坏，左下第二磨牙牙冠不存，根部存留，髓腔暴露，口腔全景片示：左下第二磨牙根尖未见异常，建议行根管治疗，左下智齿暂时观察。2006 年 3 月 8 日患者到某口腔诊所就诊，诊所为患者在局麻下行拔除左下智齿，并嘱 1 周后行左下第二磨牙根管治疗。之后，患者于 2006 年 3～4 月间先后 6 次到口腔诊所进行根管治疗并做左下第二磨牙高金试戴黏合。目前患者左下第二磨牙为暂冠修复。

争议焦点：由于医生不负责，在拔牙的过程中错将正常牙齿损坏，而需要拔出的病牙未能拔出，加重了患者的经济负担和痛苦。

鉴定专家分析：

1. 县医院在为患者提供医疗服务过程中存在以下过失：

（1）拔牙前未摄 X 线牙片，术前准备不充分。

（2）未书面告知患者拔牙术风险，未签署手术同意协议书以取得患者的书面同意。

（3）拔牙过程中因失误导致患者冠折，致正常组织损伤，病牙却未能拔除。但冠折后残余组织可行根管治疗后保留，经行义齿修复可恢复咀嚼功能。

2. 县医院的上述过失与患者的病情现状之间存在因果关系。

3. 县医院的上述过失对患者的病情现状负有主要责任。

结论：属于四级医疗事故，医院承担主要责任。

医学法学评析：拔出阻生智齿时，应摄 X 线片，这样不仅可以了解智齿的毗邻关系，同时也可以了解下颌管与牙根的关系，避免损伤神经。此实例的经验与教训：

1. 违反拔出智齿时应摄 X 线片的医疗原则。

2. 未将病情书面告知患者并签署同意意见，违反了《执业医师法》、《医疗机构管理条例》、《医疗事故处理条例》、《病历书写基本规范（试行）》中的告知规定。

3. 由于拔牙操作失误，导致患者正常牙的牙冠折断，而病牙未能拔出。

[实例 121] 诊疗经过：患者，女，38 岁，因"左下智齿食物嵌塞 5 日"，于 2002 年 9 月 15 日到当地县医院口腔科就诊，检查发现患者左下智齿呈低位水平阻生（偏颊侧），无张口受限，医生建议局麻下拔除该阻生牙。经患者同意，医院在局部麻醉（先后两次）下，采用劈开法为患者拔除牙齿，拔牙手术顺利，术中出血少，手术医生检查了所拔除的牙齿完整无断根后，对拔牙创面给予逢合两针及干棉球压迫止血处理。术后第 2 天，患者以左下唇、舌麻木到县医院复诊，接诊医生检查发现其颊侧黏膜痛觉不明显，舌侧痛觉存在，建议患者口服肌苷、维生素 B_1，并做局部热敷处理。1 周后复诊，患者的拔牙创面愈合良好，给予拆线，但颊侧黏膜仍感麻木。1 月后患者因左下唇麻木到某部队医院就诊，诊断为下牙槽神经损伤，经口服神经营养药（维生素 B_1、B_{12}），但症状未消除。后经手术医生介绍，患者于 2003 年 9 月 8 日到省级某医院诊治，经摄口腔全景片，医院怀疑有残根存留，位于下牙槽神经管周围，经过住院约两周行保守治疗后好转出院。2004 年 11 月 2 日患者因左下唇仍麻木，到另一家省级医院口腔科就诊，诊断为左下齿槽神经陈旧性损伤，该院建议观察并定期复诊，必要时手术探查、治疗。至今，患者仍感左下唇麻木。

争议焦点：患方认为由于县医院的医务人员在拔牙过程中操作失误导致损伤神经，致使患者左下唇一直存在麻木感。

鉴定专家分析：

1. 县医院在为患者提供医疗服务过程中，存在以下过失：

（1）不能提供可供参考的原始资料，包括：门诊记录，术前摄片，手术同意书。

（2）拔牙术后患者出现左下唇麻木时，医院未采取有效的检查和及时的补救措施。

2. 县医院的上述过失与患者左下唇麻木有因果关系。

3. 县医院的上述过失对患者左下唇麻木负有主要责任。

结论：属于四级医疗事故，县医院承担主要责任。

医学法学评析——此实例的经验与教训：

1. 县医院无门诊记录和签署手术同意书，违反了《执业医师法》、《医疗机构管理条例》、《医疗事故处理条例》、《病历书写基本规范（试行）》有关规定。

2. 术前未摄 X 线片，违反了智齿拔除时应摄片了解下颌管与牙根关系的医疗原则。

3. 出现左下唇麻木时未摄片了解下颌管情况，未给予预防水肿和减压药物治疗。

五官系统发生医疗事故的主要原因

1. 手术操作不当。

2. 违反角膜损伤的处理原则。

3. 拔出引流物时，未检查引流物的完整性。

4. 违反智齿拔出的医疗原则。

5. 违反知情同意原则。

七、护理系统

[实例122] 诊疗经过：患者，女，76岁，因"咳嗽、憋气及发热2个月"入住某医院。诊断为慢性支气管炎并发感染肺心病及肺气肿。入院后由护士为其静脉输液。在患者右臂肘上3cm处扎上止血带，当完成静脉穿刺固定钟头后，由于病人的衣袖滑下来将止血带盖住，所以忘记解下止血带。随后护士去照看自己的孩子，交护理员继续完成医嘱。先静脉推注药液，然后接上输液管进行补液。在输液过程中，病人多次提出手臂疼及滴速太慢等，护理员认为疼痛是由于四环素刺激静脉所致，并且解释说："因为病情的原因，静脉点滴的速度不宜过快。"经过6个小时，输完了500ml液体，由护士取下输液针头，发现局部轻度肿胀，以为是少量液体外渗所致，未予处理。静脉穿刺9个半小时后，因患者局部疼痛而做热敷时，家属才发现止血带还扎着，于是立即解下来并报告护理员，护理员查看后嘱继续热敷，但并未报告医生。止血带松解后4个小时，护理员发现病人右前臂掌侧有2×2cm水泡两个，误认为是热敷引起的烫伤，仍未报告和处理。又过了6个小时，右前臂高度肿胀，水泡增多而且手背发紫，护理员才向医生和院长报告。医院组织会诊决定转上级医院，因未联系到救护车暂行对症处理。两天后，病人右前臂远端2/3已呈紫色，只好乘拖拉机送往上级医院。为等待家属意见，转院后第三天才行右上臂中下1/3截肢术。术后伤口愈合良好。但因病人年老体弱加上中毒感染引起心、肾功能衰竭，于术后一周死亡。

争议焦点：患方认为由于护士对工作的极端不负责和违规操作导致患者的右上臂被截肢，最终因感染导致心、肾功能衰竭死亡。

鉴定专家分析：

1. 医院在为患者提供医疗服务的过程中存在以下过失：

（1）护士严重违反静脉输液技术操作规程，在完成静脉穿刺之后，未能及时松解止血带，是造成病人肢体坏死及全身中毒感染致死的主要原因。

（2）由于将输液任务交给并无输液知识和经验的护理员去完成，致使延误了发现和松解止血带。

（3）护理员发现止血带忘解时间已长达9个半小时，且已出现水泡时，仍未对此事引起注意，未向医生报告此事，使病人又延误10个小时。

（4）医院在事故发生20小时后，在救护车联系不到的情况下，未能积极联系其他车辆迅速转院或请上级医院派人前来会诊，共同研究应急抢救措施，而是消极地对症处理，使病人又延误治疗。

2. 患者的死亡与医院提供的医疗服务有因果关系。

结论：属于一级甲等医疗事故，医院承担完全责任。

医学法学评析：本实例是一起以违反诊疗护理规范、常规为主要原因的医疗事故。此实例的经验与教训：

1. 严重违反静脉输液技术操作规程，完成静脉穿刺后，未及时松解止血带。

2. 将输液任务交给并无输液知识和经验的护理员，违反了《护理工作制度》。

3. 医疗损害发生后，医院未能组织有效会诊和转院，致使患者医疗损害进一步加重。

[实例123] 诊疗经过：患儿，男，5岁，于2001年6月15日下午3时由其父亲带到某皮肤病防治所门诊就诊，接诊医生对该患儿检查后发现双下肢、阴茎有红斑，丘疹水肿，剧痒，初诊为过敏性皮炎而按抗过敏处理，给右臀部注射苯海拉明注射液0.5ml后出现右下肢疼痛、跛行，医生嘱用热敷，3天后无效，到当地县医院住院治疗。县医院骨科诊断患儿为右坐骨神经痛（药源性），而采用促进神经功能恢复、活血、化淤、对症、支持治疗。同年6月25日患儿又到某市医院门诊理疗科就诊，右臀部深部肌肉可触及约2cm大小的硬结，边界清楚、质硬，无波动感，沿右下肢臀部、胭窝、跟腱处有轻度压痛，踝关节活动受限，右腓肠肌松弛，张力减弱。诊断为：（1）肌肉注射后吸收不良；（2）坐骨神经受损。给软化局部硬结、消炎，加强右下肢局部血液循环，改善神经营养，止痛，改善功能等治疗，经治疗后右下肢功能明显改善。目前患者右下肢轻度跛行，右小腿下段肌肉轻度萎缩。

争议焦点：患方认为由于医务人员工作不认真，错误选择注射部位，损伤患儿右坐骨神经，导致右下肢发生跛行。

鉴定专家分析：

1. 门诊在对患儿提供医疗服务的过程中存在过失：

（1）右臀部肌肉注射盐酸苯海拉明时选择注射部位错误（患方提供的照片显示注射点在右臀部内下象限）。

（2）后续随诊无记录。

2. 门诊的过失与患儿右下肢坐骨神经功能障碍存在因果关系。

3. 门诊的过失对患儿右下肢坐骨神经功能障碍负完全责任。

结论：属于四级医疗事故，医院承担完全责任。

医学法学评析：患者的父母在患儿右臀部注射苯海拉明后，对患注射部位进行照相，照片显示医务人员对患儿进行注射时，选择注射部位在患儿右臀部的内下象限。此实例的经验与教训：

正确的臀部肌肉注射部位应该在外上象限处，而非内下象限。

[实例124] 诊疗经过：患者，女，57岁，因"纵膈肿瘤"于2006年3月13日入住当地县医院，经完善术前检查后于2006年3月16日行纵膈肿瘤切除术，术后恢复正常。2006年3月27日下午2时15分左右，在换药室医护人员给患者拆除手术切口缝线，拔出右颈静脉置管，按压、包扎创口后，患者坐起，下床时突然跌倒，呼之不应，

呼吸浅慢，继之心跳呼吸停止，经抢救无效死亡。尸检结论：患者系一定量的空气经颈静脉穿刺口进入血液循环，经心脏搏动作用形成泡沫血阻塞于右心室流出道及肺动脉，导致急性循环中断而猝死。

争议焦点：患方认为由于医务人员在违反医疗操作常规，拔管时导致患者死亡。

鉴定专家分析：

1. 医务人员在行深静脉插管拔管时没有按正确的操作规范进行（拔出深静脉插管后没有进行局部按压，而是仅用纱布覆盖），导致一定量的空气经颈静脉穿刺口进入血液循环，经心脏搏动的搅拌作用形成泡沫血阻塞于右心室流出道及肺动脉，导致急性循环中断而猝死。

2. 医院的过失行为与患者的死亡存在因果关系。

3. 医院的过失行为对患者的死亡负完全责任。

结论：属于一级甲等医疗事故，医院承担完全责任。

医学法学评析：该事故的发生有其必然性，第一，为患者拔出深静脉置管的医务人员为实习医生，带教医生让实习医生拆除伤口缝线后，顺便将患者的置管拔出，然而该带教医生未在现场给予指导；第二，带教医生没有告诉实习医生拔深静脉置管时防止病人发生空气栓塞的预防措施，实习医生自己也未掌握这个医疗原则。此实例的经验与教训：

1. 深静脉置管在更换和拔出导管时，为了防止发生空气栓塞，必须嘱患者短时间屏气，并呈头低位，拔管后立即局部按压。

2. 实习医生不具有执业医师资格，在医院不能单独执业，若带教医生未给予现场指导和告知医疗注意事项，一旦发生医疗损害，应该由医院承担责任。

护理系统发生医疗事故的主要原因

1. 违反《护理工作制度》、《执业医师法》、《查对制度》。

2. 观察病人不仔细、不认真。

3. 护理操作违反医疗原则。

八、中医系统

[**实例 125**] **诊疗经过**：患者，男，56 岁，因"颈椎间盘突出、行动不便"到某个体诊所就诊，诊所医师开中药处方，有制川乌、制草乌各 10g，还有防风、白干蚕、牛膝、地龙、全蝎、丹参、细辛、蜈蚣等中药。患者次日早上 8 点服用该中药方剂熬成的汤药约 150ml，服药后不久，患者即开始出现口周麻木、面部肌肉震颤、剧烈腹痛、频繁呕吐、面色苍白、脉搏无力、四肢厥冷等症状，家属和邻居立即请村医生会诊后，将患者转送当地上级医院进行抢救，于当日上午 11 点 30 分因抢救无效，临床死亡。尸检结果：双腿内侧散在性淤点，急性肺淤血、水肿伴有出血，肝、肺、脾、胰腺及胃肠道黏膜组织内嗜酸性粒细胞浸润，多个脏器淤血、水肿，未见到致死性器质性病变。尸检结论：患者主要死亡原因是与服中药有关的休克。

争议焦点：患方认为诊所医生给予的制川乌和制草乌剂量超出《中国药典》所规

定的 3 克极限量，且未单独包装、未注明用药方法，导致患者死亡；医方认为则认为医生没有违反有关法律法规，中药方剂合理，患者的死亡与药物无关系。

鉴定专家分析：

1. 诊所医生在为患者提供医疗服务过程中存在以下过失：制川乌和制草乌的用量（各10克）超过《中华人民共和国药典（2000 年版）》标准，处方中没有注明该毒性药的特殊用法和注意事项。

2. 诊所的上述过失行为与患者死亡有因果关系。

3. 诊所的上述过失行为对患者的死亡负完全责任。

结论： 属于一级甲等医疗事故，诊所承担完全责任。

医学法学评析——此实例的经验与教训：

中药剂量应与《药典》相一致，不能超剂量使用毒性药物，一旦违反用药原则，发生医疗损害，将承担责任。

九、与药物使用相关实例

药物引发不良反应的原因有药物因素、医源因素、病人因素，临床上中药注射剂更容易发生不良反应。由于中药注射剂是中药材中提取的，每种中药材中含有很多不同类型的化学物质，复方制剂的化学成分远多于单味制剂，加之生产工艺不同，中药注射剂不良反应较普遍。如果临床工作中违反抢救过敏性休克原则、违反药物使用说明、药物使用违反医疗原则、用药期间观察不仔细、未尽到告知注意义务等就容易产生医疗事故。

[实例 126] 诊疗经过： 患者，男，34 岁，因"胸闷、出汗、头痛 3 天"，于 2005 年 6 月 14 日 9 时到某中西医结合医院就诊，医院经检查为患者诊断为上感并急性咽炎，高血压 I 期，给予输液治疗。第一组为 5% G. S250ml + 头孢曲松钠 3g，第二组为 5% G. S +250ml + 香丹针 10ml × 3 支，第三组为 0.9% N. S250ml + 清开灵 20ml。当日 11 时 30 分左右，在静滴第三组药液过程中（输入液量约 1/3 时），患者突感胸闷、气促、呼吸困难，医院立即组织抢救，给予吸氧，静推肾上腺素 2mg，可拉明 0.375g × 2 支，开通静脉通道给予 3 组药液静滴：（1）0.9% N. S500ml + 葡萄糖酸钙 20ml；（2）5% G. N. S250ml + 地塞米松 20mg；（3）5% G. S250ml + 肾上腺素 2mg。此时测患者血压为 30/0mmHg，患者呼吸急促、继之停止，面色紫绀，医院立即行胸外心脏按压，但终因抢救无效，患者于 2005 年 6 月 14 日 12 时 55 分死亡。尸检结论为：患者因药源性消化道变质出血所致死亡的可能性不予排除。

争议焦点： 患方认为由于中西医结合医院用药不当、抢救不及时导致患者死亡；医方则认为是由于患者特殊体质所致过敏性休克死亡，不属于医疗事故。

鉴定专家分析：

1. 中西医结合医院在为患者提供医疗服务过程中存在以下过失：

（1）医院对清开灵过敏可能会产生的严重后果认识不足。

（2）患者发生过敏性休克时，医院的抢救力度不够。

（3）医疗文书的记录欠规范。

2. 中西医结合医院的上述过失与患者死亡存在一定的因果关系。

3. 患者死亡的主要原因是其特殊体质所致过敏性休克，中西医结合医院的上述过失对患者死亡负有次要责任。

结论： 属于一级甲等医疗事故，中西医结合医院承担次要责任。

医学法学评析： 对于过敏性休克要早期发现，及时抢救，一般预后较好。抢救原则：（1）停止接触过敏物质；（2）立即皮下注射肾上腺皮质激素；（3）也可以静脉滴注肾上腺皮质激素，必要时重复使用；（4）补充血容量，合理使用血管活性药物；（5）使用抗组织胺类药物；（6）使用 10% 葡萄糖酸钙 10～20ml；（7）保持呼吸道通畅，强调早期给氧。此实例的经验与教训：

1. 本书搜集的几个过敏性反应，甚至休克死亡的实例，均不排除与中药制剂有关。

2. 对于过敏性休克抢救失败，往往是由于抢救不及时，力度不够以及未合理使用药物所致。

3. 该患者的死亡原因主要是血压下降，未能及时补充血容量和使用升压药物。

[实例 127] **诊疗经过：** 患者，女，53 岁，因"心悸、胸闷 1 月余，上腹隐痛 4 天"，于 2004 年 5 月 17 日以：（1）冠心病，心绞痛；（2）慢性浅表性胃炎；（3）急性胆囊炎入住当地县中医院心内科。患者既往有刺五加、青霉素、先锋 V 注射液过敏史，入院后医院给予患者静滴灯盏细辛、黄芪、参麦、西咪替丁、乙酮可可碱、克林霉素等药物治疗。输液结束后患者出现血尿，随之出现寒战，四肢湿冷，测得 T38.1℃，P98 次/分，R26 次/分，BP140/90mmHg，左中上腹压痛。化验尿常规：尿比重 1.025，Pro ++，WBC +，RBC +，尿胆红素 ++。2004 年 5 月 17 日 23 时检查总胆红素为 21.5umol/L，直接胆红素为 6.18umol/L，血肌酐为 142.04umol/L，血尿素氮为 4.85umol/L（未见化验报告），血电解质正常。医院给予患者地塞米松、氨甲环酸、异丙嗪、安乃近等处理，但患者尿量逐渐减少，5 月 18 日上午自动出院至某省级医院就诊。入院时查血肌酐为 385.4umol/L，24 小时尿量 100ml，之后患者血肌酐进一步上升，最高时达 1088.7umol/L，血尿素氮为 13.5umol/L，总胆红素为 17.6umol/L，直接胆红素为 7.0umol/L。B 超显示：双肾损伤声像，诊断为急性肾功衰。经医院给予透析及对症支持等治疗后，患者尿量逐渐增多，肾功能恢复正常，2004 年 8 月 29 日检查血肌酐为 105.08umol/L，2005 年 4 月 14 日复查尿常规：尿蛋白（－），白细胞（＋）。

争议焦点： 患方认为因医院用药错误导致患者发生急性肾功能衰竭；医方则认为患者发生急性肾功能衰竭是由于患者自身体质特殊而发生的在现有医学科学技术条件下无法预料或不能防范的不良后果。

鉴定专家分析：

1. 县中医院在为患者提供医疗服务的过程中存在过失：用药过程中有违反药品使用说明书的行为。

2. 用药后患者出现血尿、少尿、发热，继之诊断为急性肾功衰竭，经治疗后肾功能恢复正常，尿常规正常。

3. 县中医院的过失与患者的肾功能损害有因果关系。

4. 县中医院的过失对患者的肾功能损害负有轻微责任。

结论：属于四级医疗事故，医院承担轻微责任。

医学法学评析——此实例的经验与教训：

1. 大量实例证明克林霉素注射液易致急性肾损伤，发生急性肾功能衰竭。

2. 药品使用说明书是具有法律效力的规范性文件，使用药品时不能违反说明书的有关规定，一旦违反规定，造成医疗损害，将被认定为医疗事故。

[实例 128] 诊疗经过： 患者，女，43 岁，因"右侧腰痛 6 天"，于 2005 年 7 月 2 日 8 时 50 分到县中医院社区医疗服务中心就诊，当时县中医院 B 超检查报告单（2005 年 6 月 27 日做）提示：双肾结石并肾盂积水，右输尿管上段扩张并结石。给予输液治疗：（1）5% G.S250ml + 先锋 Ⅵ4g；（2）5% G.S250ml + 庆大霉素 16 万 u + 维生素 B_6 0.2g；（3）左氧氟沙星 200ml。于当日 10 时 50 分时输液完，稍微休息后回家。12 时 30 分感全身不适，大汗淋漓，再次送入县中医院社区医疗服务中心抢救，测 BP80/40mmHg，考虑药物过敏，立即给吸氧，肌注肾上腺素针 1mg，地塞米松 10mg，开放静脉通道后静推肾上腺素针、阿托品、利多卡因针、呼吸兴奋剂等药物，因抢救无效于当日 13 时 20 分死亡。患者死亡后，其家属于 7 月 3 日委托司法鉴定中心进行尸体检验。尸检结论为：患者系心力衰竭并呼吸衰竭死亡。

争议焦点： 患方认为医院对患者发生过敏反应未引起重视，未按规定观察患者病情平稳后再让患者回家以及对患者抢救不及时，最终导致患者死亡。

鉴定专家分析：

1. 县中医院社区医疗服务中心在为患者提供的医疗服务中存在以下过失：

（1）患者因双肾结石并肾盂积水，存在肾间质性损伤，该医院未做肾功能相关检查，直接选用多种对肾损伤的药物。

（2）患者在输液过程中出现不适，医生未引起高度重视未密切观察病情变化，当患者出现过敏性休克急性肺水肿时，已失去了最佳抢救时机。

2. 患者的死亡与县中医院社区医疗服务中心提供的医疗服务之间有因果关系。

3. 因患者属于特异性过敏体质，县中医院社区医疗服务中心的过失对患者的死亡负主要责任。

结论：属于一级甲等医疗事故，社区医疗服务中心承担主要责任。

医学法学评析：患者存在肾间质损伤情况，医院在未了解患者肾功能的情况下，选用多种对肾损伤的药物，违反了药物使用原则。过敏性休克发病突然，初期出现四肢、躯干的皮肤瘙痒、红斑，之后面色苍白、胸闷、气急、呼吸困难、血压下降等表现。此实例的经验与教训：

1. 在患者输液的过程中医务人员观察不仔细，患者诉皮肤瘙痒时未引起重视，错失了早期抢救的机会。

2. 在明确是药物过敏休克、血压下降后，医院的抢救措施未按照抢救过敏性休克的治疗原则进行，未给予补充血容量及使用血管活性药物。

3. 6 岁以下的儿童、60 岁以上的老年人和肾脏疾患者禁用肾毒性药物，如：庆大霉素等氨基糖甙类药物。

[实例 129] 诊疗经过：患者，女，36 岁，因"细菌性痢疾住某医院传染科治疗"，入院后经口服磺胺、鲁米那、痢特灵等药物治疗，服药后当天即出现全身皮疹，主管医生认为系药过敏性皮炎，给予停药，但未在病历上做记录，未注明是何种药物过敏，而改用其他药物治疗，5 天后病情好转，过敏性皮疹消失。后因患者睡眠不好，夜班值班大夫给患者服用鲁米那 0.06g，当日再次发生全身性皮疹，渗出严重，患者烦躁不安。次日上午医生又给患者肌肉注射鲁米那 0.1g，以后皮疹加剧，全身红肿，大量炎性渗出物，体温 39℃，病情危重，医院未引起重视，也未追溯患者过敏根源。医院虽立即采取抢救措施，但为时已晚，终因药物过敏性休克、严重药物过敏性皮疹死亡。

争议焦点：由于医务人员的医疗过失行为，多次使用患者过敏的药物，导致患者发生重度过敏性皮疹、严重过敏性休克，抢救无效死亡。

鉴定专家分析：

1. 医院在为患者提供的医疗服务中存在以下过失：

（1）在明确患者为药物过敏性皮疹后，未仔细分析产生过敏性皮疹的药物。

（2）对患者过敏情况以及过敏药物未做记录，以致造成值班医生从病历上无据可查，再次使用鲁米那，发生更严重的皮疹。

（3）医院对皮疹观察不仔细，未采取及时、有效的处理方法。

（4）患者第三次使用鲁米那是导致药物过敏性休克、重度过敏性皮疹，患者死亡的主要原因。

2. 患者的死亡与医院提供的医疗服务之间有因果关系。

结论：属于一级甲等医疗事故，医院承担主要责任。

医学法学评析：医务人员在明确患者为药物性皮疹后，未仔细分析原因以及进行会诊讨论并在病历中记录，违反了《病历书写基本规范（试行）》。此实例的经验与教训：

1. 根据治疗过敏性休克原则，在明确过敏反应后首先要脱离过敏源，停止接触引起过敏反应的物质。患者住院期间已经明确系药物过敏性皮疹，但主管医生未认真分析判断过敏药物，也未将此情况口头或者记录在病历里告诉其他医生，导致其他医生再次给患者误用过敏性药物。

2.《病历书写基本规范（试行）》第二十二条、第二十三条规定，病程记录以及交（接）班记录具有重要性和必要性，若违反这些制度就容易发生医疗事故。

[实例 130] 诊疗经过：患者，女，29 岁，因"头昏、恶心及呕吐"，于 2005 年 7 月 27 日 7 时由其丈夫请村卫生所的医生到家中为患者诊治。卫生所医生到达患者家中，

经检查后为其诊断为胃肠型感冒，给予以下处理：（1）5% G. N. S200ml + 氨苄青霉素 5g 静脉点滴；（2）5% G. N. S250ml + 甲氰咪胍 0.6g 静脉点滴；（3）5% G. N. S200ml + VitC2. 0g + VitB$_6$0. 2g + ATP40mg + 辅酶 A0. 1 静脉点滴，在患者家中输液治疗。在输注氨苄青霉素前卫生所医生向患者询问过青霉素过敏史，但未给患者做青霉素过敏试验。在输完第 1 组药液换上第 2 组药液输入约 5 分钟后，患者自觉病情加重，感觉"难过得很，就想吐"，卫生所的医生查看后认为是空腹挂针的反应，给予患者葡萄糖针水口服，继续输液。在之后的输液过程中，患者自觉"支持不住了"，其亲属反复请卫生所医生到家中查看。2005 年 5 月 27 日 15 时许，患者出现抽搐、双眼上翻、呼吸困难等症状，卫生所医生给予患者静滴 5% G. N. S250ml + 生脉 2 支处理，患者病情无好转，家属即将患者急送当地市医院抢救，入院时检查确认患者已经死亡。家属提供的死亡时间为：2005 年 7 月 27 日 14 时 10 分左右。市公安局于 2005 年 7 月 28 日下午 2 时对死者做了尸体解剖，并提取有关组织送相关部门进行病理组织切片检查，结论为：（1）肺淤血、水肿、局部肺出血；（2）肺空洞；（3）心肌纤维大面积断裂；（4）内脏组织不同程度水肿，组织自溶；（5）未提出死因诊断。经再次组织病理学专家会诊，认为符合使用氨苄青霉素引致过敏性休克致死，而未见其他致死性器质性病变。

争议焦点：村卫生室医生违反医疗操作常规给病人输注氨苄青霉素前未进行青霉素皮试，导致患者发生药物过敏性休克死亡。

鉴定专家分析：

1. 根据尸检报告及省级病理专家的会诊资料分析，患者的直接死亡原因是过敏性休克。

2. 村卫生所在为患者提供医疗服务过程中存在过失：

（1）缺乏基本的检查和记录，在未做青霉素过敏试验的情况下即给予患者静脉滴注了氨苄青霉素。

（2）患者输液过程中出现迟发性过敏反应时，卫生所未进行严密观察和及时处理。

3. 村卫生所的医疗过失与患者的死亡有因果关系。

4. 村卫生所的医疗过失对患者的死亡负有主要责任。

结论：属于一级甲等医疗事故，某村卫生所承担主要责任。

医学法学评析——此实例的经验与教训：

1. 给予静脉滴注氨苄青霉素前，未进行青霉素皮试违反了氨苄青霉素使用原则。

2. 输液时医务人员离开工作现场，未给予严密输液观察，违反《护理工作制度》。

[实例 131] **诊疗经过：**患者，女，32 岁，因"消瘦、咳嗽、咳痰、咯血半天"，于 2003 年 1 月 5 日入住当地县医院。入院诊断为继发性肺结核（浸润性）左上中，痰涂（无）。入院时检查：T37.8℃，无黄染症状，心肺听诊无明显异常，肝脾无肿大，肝功化验指标均正常。医院给予患者异烟肼（200 片）、乙胺丁醇（200 片）带回家中自服，出院时医务人员未告知服用该类药的注意事项以及需要定期复查肝功能、检测视功能。三个月后患者因双目失明到医院就诊，经检查视力已经无法恢复。

争议焦点： 患方认为由于医务人员不负责，未及时告知患者药物的副作用以及进行定期复查，致使患者发生不可逆性的双目失明；医方则认为该医疗损害是由于患者自身的特殊体质对抗结核药物敏感所致。

鉴定专家分析：

1. 医院在为患者提供医疗服务的过程中，存在医疗过失行为：未告知患者抗结核药物的副作用以及服药期间的注意事项，对药物毒副作用观察及肝功能、视功能监测不力，处理不及时。

2. 医院的医疗过失与患者的双目失明有因果关系。

3. 医院的医疗过失对患者的双目失明负有主要责任。

结论： 属于二级甲等医疗事故，医院承担主要责任。

医学法学评析： 抗结核药物常见的毒性反应是肝损害，而乙胺丁醇的主要毒性反应是视力下降、视野缩小，红绿色弱，个别可发生失明。此实例的经验与教训：

1. 医务人员必须尽到告知义务，尤其对于使用药物时的注意事项要详细告知。

2. 在使用抗结核等有毒性的药物期间要注意对患者进行随访，观察药物的毒副作用，及时进行药物调整。

药物使用过程中发生医疗事故的主要原因

1. 抢救过敏休克的药物使用不及时、方法不到位。

2. 不注意药物说明书的使用方法和要求。

3. 药物使用违反医疗原则。

4. 未告知药物使用的注意事项。

5. 用药期间对药物的毒副反应观察、检测不力。

6. 输液时对患者的观察不仔细。

7. 随意将中药注射剂与其他药物同容器混合使用。

第二节　医技部门

一、B 超室

[实例 132] 诊疗经过： 孕妇，29 岁，怀孕后在当地某市级区医院定期接受产前检查，各项产前检查未发现胎儿有问题，连续 3 次 B 超检查报告，均提示胎儿无异常。2003 年 9 月 12 日产妇顺产生下一右臂缺失的男婴。

争议焦点： 患方认为由于医院 B 超检查的漏诊，造成产妇生下畸形婴儿，医院对此负有完全责任；医方则认为产妇生出缺臂男婴，是其孕妇自身原因所致，与医疗服务没有因果关系。

鉴定专家分析：

1. 医院在为孕妇提供产前检查的过程存在过失行为：在妊娠早期的产前 B 超检查中医务人员操作不认真、不仔细，导致漏诊畸形胎儿，医院未能及时建议或采取措施终止妊娠。

2. 胎儿患先天性畸形是由于孕妇自身因素所致，与医院的医疗行为无关。

3. 医院的医疗过失行为与产妇生产出畸形婴儿有因果关系。

4. 医院的医疗过失行为对产妇生产出畸形婴儿负有次要责任。

结论：属于二级甲等医疗事故，医院承担次要责任。

医学法学评析：产前检查是优生优育的重要措施，孕妇定期进行围产期检查时，医务人员应该给予认真仔细检查和记录，发现胎儿有医学问题要及时告知孕妇并提出医学处置建议。此实例的经验与教训：

B超检查作为产前检查的重要手段，对胎儿是否存在畸形的诊断准确度高，但医务人员在检查时必须认真、仔细，发现胎儿有问题应该及时履行告知义务，提出医学建议，保证优生、优育。

二、化验室

[实例 133] 诊疗经过：患者，男，76 岁，因"慢性胆囊炎急性发作，胆囊结石"入住当地县医院外科，拟行胆囊切除术。患者术前检查生化时，由于化验人员工作不认真，将此患者的肝功能检查结果与另一肝功能正常患者相互混淆，报告患者肝功能正常，而其实该患者合并有慢性乙肝，其肝功能和凝血功能异常。在胆囊切除术中出血较多，术后伤口大量渗血，患者发生严重的肝脏衰竭，经积极抢救无效死亡。

争议焦点：患方认为由于医院的疏忽大意错误报告患者肝功能检查结果，未能及时发现患者存在的手术风险，术前准备不充分，导致患者死亡；医方则认为患者术中大出血是手术并发症，术前已充分向患方说明手术风险，手术操作规范。

鉴定专家分析：

1. 医院在为患者提供医疗服务的过程中，存在医疗过失行为：由于化验室错报患者的肝脏化验结果，导致未能及时发现患者存在肝功能异常情况，术前准备不充分。

2. 医院的医疗过失与患者的死亡有因果关系。

3. 医院的医疗过失对患者的死亡负有次要责任。

结论：属于一级甲等医疗事故，医院承担次要责任。

医学法学评析：化验室检查结果是诊断和治疗患者的主要客观依据之一，由于化验室工作人员工作疏忽大意、操作不规范、试剂不合格、化验标本被污染、报告单填写错误和混淆病人化验结果等情况，将导致化验结果的不真实而影响临床治疗工作。此实例的经验与教训：

1. 化验室工作要认真仔细，操作要规范，必须避免将病人的化验标本和结果相互混淆。

2. 医务人员违反了《查对制度》和《检验科工作制度》第二条。

三、放射科

[实例 134] 诊疗经过：患者，女，62 岁，因"跌伤右髋部"，于 2003 年 11 月 2

2. 病理诊断对临床治疗有非常重要的意义，由于医院草率地对患者做出错误诊断，延误肿瘤的治疗，违反了肿瘤治疗原则。

第三节　后勤部门

[实例 137] 诊疗经过：患者，男，68 岁，因"在家中突然口吐鲜血"，于 2004 年 2 月 21 日 15 时送到当地县医院治疗，患者从 16 时送到急诊科，由于出血加重，急诊科医生联系将患者转到消化内科住院治疗，19 时 20 分由两护士送患者到消化内科。当时患者正在输液，为患者准备输入的血由护士带到消化内科再输，但到消化内科楼下时，电梯停开，一护士跑上三楼消化内科去给总值班室打电话，总值班室告诉他们把患者推到干部科那边坐电梯，从那边再到消化内科。她们又把患者推到干部科一楼，该部电梯也没人且无法开动，一护士又上楼打电话给总值班，总值班答应查一下值班的人，两护士想把患者抬上楼，但消化内科值班医生提出万一患者抬到半路出事怎么办，两护士就又把患者推到了急诊室，为患者输上了血。到了 21 时 30 分左右，总值班室打来电话说电工房工作人员已经将电梯修好了，这样病人才顺利到达消化内科。但因耽搁时间过长，患者经抢救无效而于次日凌晨 3 时多死亡。

争议焦点：患方认为医院电梯停开，延误了患者的救治，致使患者死亡。医方则认为患者入院后，医院从未停止过对其的抢救，且医院为患者提供的治疗符合诊疗常规。

鉴定专家分析：

1. 医院在为患者提供诊疗过程中，诊断明确，治疗符合医疗原则。

2. 患者的死亡因为肝硬化，上消化道大出血，失血性休克，循环衰竭。

3. 医院在对患者的抢救过程中，因电梯停开，延误了其抢救时机，与患者的死亡有一定的因果关系并承担次要责任。

结论：属于一级甲等医疗事故，医院承担次要责任。

医学法学评析：本实例中电梯值班员显然没有意识到自己负有的主要职责，在正常的工作时间内擅离职守，未能将电梯修复后正常开动，严重影响了医疗工作和对患者的抢救时间。此实例的经验与教训：

后勤工作人员违反《电工房工作制度》。

由于医院的后勤管理工作松懈，后勤保障不力，引发医疗事故，类似的例子还有许多，诸如突然断电，而备用发电设备失灵或管理人员不在造成手术延误，水、电供应不及时，或水电管理人员擅离职守，使水电中断得不到及时修复从而造成医疗损害。

第四节　疾控部门

[实例 138] 诊疗经过：患儿，1 月，因"发现右上臂肿块并疼痛半月余"，到当地县医院就诊。患儿 1 月前在当地妇幼保健院出生后进行了乙肝疫苗和卡介苗接种，接种部位在右上臂皮下，接种出院后患儿母亲发现患儿右上臂预防接种处有一硬结，且逐渐

增大，呈鸡蛋黄大小的肿块，触之疼痛。诊断为右上臂局部炎症包块，经手术切除后证实为接种后的化脓性反应。

争议焦点：患方认为由于妇幼保健院在进行预防接种时违反医疗操作，导致患儿右上臂预防接种处发生严重感染；医方则认为患儿的初期炎性反应是预防接种后正常反应，后期脓肿形成是由于家属护理不当造成，不属于医疗事故。

鉴定专家分析：

1. 保健院在为患儿提供预防接种的过程中，存在过失：将卡介苗超量接种在患儿皮下，导致接种处发生严重反应。

2. 保健院的上述过失与患儿右上臂脓肿形成有因果关系。

3. 保健院的上述过失对患儿右上臂脓肿形成负完全责任。

结论：属于四级医疗事故，保健院承担完全责任。

医学法学评析：正确接种卡介苗的剂量为 0.1ml，且必须采取皮内注射法，严禁皮下或肌肉注射。此外，接种含有吸附剂的制品后 4 周内同臂不能接种卡介苗，接种卡介苗后 4 周内同臂不能接种其他疫苗。保健院在工作中不仅违反了卡介苗的接种原则，而且违反了《查对制度》。此实例的经验与教训：

工作中要严格遵守《查对制度》，接种卡介苗的方法是皮内注射，剂量为 0.1ml。

[实例 139] **诊疗经过：**患儿，男，2 月，于 2006 年 4 月 17 日由父母带到当地县医院进行预防接种。县医院是市疾控中心指定的计划免疫门诊点，医生给患儿喂了一粒脊髓灰质炎减毒活疫苗糖丸。4 月 23 日，患儿发起了低烧，接着就上吐下泻，全身无力，像瘫痪了一样。到医院检查，诊断为：双下肢急性弛缓性麻痹，深部健反射减弱。市疾控中心医生采集了患者的粪便标本，分两次冷藏送到省级疾控中心进行检验。经检测患儿感染的病原体为疫苗 I 型病毒株。同年 12 月，经省预防接种异常反应诊断小组有关专家经过会诊，获国家有关实验确认，患者不幸染上了小儿麻痹症。

争议焦点：患方认为由于疾控中心提供过期疫苗和医院使用过期疫苗导致患儿患上小儿麻痹症，两个机构应承担责任。

鉴定专家分析：

1. 市疾控中心和县医院存在过失行为：疾控中心提供的脊髓灰质炎减毒活疫苗，已超过有效期；医院未仔细查对就给患儿服用了过期的脊髓灰质炎减毒活疫苗糖丸。

2. 市疾控中心和县医院的上述过失与患儿患小儿麻痹症有因果关系。

3. 市疾控中心的过失对患儿患小儿麻痹症负完全责任，县医院负次要责任。

结论：属于三级甲等医疗事故，疾控中心承担完全责任，县医院承担次要责任。

医学法学评析——此实例的经验与教训：

1. 疾病预防控制部门必须提供安全、可靠的疫苗，超过有限效期的疫苗严禁使用。

2. 医疗卫生机构及相关人员在发放或注射疫苗时，必须认真进行查对，严格遵守《查对制度》。

第五节 120 急救

[实例 140] 诊疗经过：患者，男，75 岁，于 2002 年 11 月 21 日 9 时 25 分在某市办理医疗保险手续时，突然晕倒，患者的同事立即拨打 120 急救电话求救。但因道路阻塞及车辆故障，从医院出发的救护车 50 分钟后赶到事发现场时，患者已经死亡。

争议焦点：患方认为由于急救指挥中心和医院过失行为，使救护车 50 分钟后才赶到，延误了对患者抢救的最佳时间；医方则认为在本病例中，急救指挥中心和医院处置适当，无违反急救制度的行为，患者的死是因自身疾病危重所致。

鉴定专家分析：

1. 急救指挥中心在接到患方的急救电话后，已按制度及时通知医院出急救车，未延误患者的抢救时间。

2. 医院在接到急救指挥中心的指令后 5 分钟内及时出车，但在途中遇到特殊情况，由于医院存在准备不充分、应对措施不力，未能及时赶到现场提供救治，耽误了时间，与患者的死亡有一定的因果关系。患者自身所患疾病发作也是其死亡的直接原因。

3. 医院的上述过失与患者死亡有因果关系。

4. 医院的上述过失对患者死亡负轻微责任。

结论：属于一级甲等医疗事故，医院承担轻微责任。

医学法学评析：本实例中，急救指挥中心作为全市急救医疗的指挥中枢，确实已经履行了自己的职责，不存在失职情况，不负民事赔偿责任。但是，医院作为负有社会急救义务的医疗机构，应该时刻做好出救准备，理应率先预见车辆突发故障，将车辆打不着火认为是"不可抗力"，显然太牵强。此实例的经验与教训：

1. 作为急救单位，应充分做好急救人力、物力的准备，同时应考虑到特殊情况的应对措施，协调好相关单位给予支持。

2. 医院作为急救实施主体，如何在急救车狭小的空间内开展有序、有效的抢救，如何配备好急救人员也是工作的重点。

第三章　卫生管理法律法规和规章制度

医院工作制度（节录）

前　言

为了加强对医院的科学管理，建立正常工作秩序，改善服务态度，提高医疗护理质量，防止医疗差错事故，使医院工作适应社会主义建设的要求，在总结试行《医院工作制度试行草案》的基础上，重新修订了《医院工作制度》。各级医院可根据本制度的原则要求，结合具体情况，制定工作细则。

一、医院领导干部深入科室制度（略）

二、会议制度（略）

三、请求报告制度（略）

四、院总值班制度（略）

五、卫生工作制度（略）

六、病案管理制度（略）

七、医疗登记、统计制度（略）

八、医学图书管理制度（略）

九、进修工作制度（略）

十、赔偿制度（略）

十一、传达、门卫制度（略）

十二、入、出院工作制度（略）

十三、住院处工作制度（略）

十四、探视、陪伴制度（略）

十五、急诊室工作制度

1. 各临床科室应选派有一定临床经验和技术水平的医师、护士担任急诊室工作，轮换不应过勤。实习医师和实习护士不得单独值急诊班。进修医师由科主任批准方可参加值班。

2. 对急诊病员应以高度的责任心和同情心，及时、严肃、敏捷地进行救治，严密观察病情变化，做好各项记录。疑难、危重病员应即请上级医师诊视或急会诊。对危重不宜搬动的病员，应在急诊室就地组织抢救，待病情稳定后再护送病房。对立即需行手术的病员应及时送手术室施行手术。急诊医师应向病房或手术医师直接交班。

3. 急诊室各类抢救药品及器材要准备完善，保证随时可用。由专人管理，放置固定位置，便于使用，经常检查，及时补充、更新、修理和消毒。

4. 急诊室工作人员必须坚守岗位，做好交接班，严格执行急诊各项规章制度和技术操作规程。要建立各种危重病员抢救技术操作程序。

5. 急诊室应设立若干观察病床，病员由有关科室急诊医师和急诊室护士负责诊治护理。要写好病历，开好医嘱，密切观察病情变化，及时有效地采取诊治措施。观察时间一般不超过三天。

6. 遇重大抢救，需立即报请科主任和院领导亲临参加指挥。凡涉及法律、纠纷的病员，在积极救治的同时，要及时向有关部门报告。

7. 急诊病人不受划区分级的限制，对需要转院的急诊病人须事先与转去医院联系，取得同意后，方得转院。

十六、抢救室工作制度

1. 抢救室专为抢救病员设置，其他任何情况不得占用。

2. 一切抢救药品、物品、器械、敷料均须放在指定位置，并有明显标记，不准任意挪用或外借。

3. 药品、器械用后均需及时清理、消毒，消耗部分应及时补充，放回原处，以备再用。

4. 每日核对一次物品，班班交接，做到账物相符。

5. 无菌物品须注明灭菌日期，超过一周时重新灭菌。

6. 每周须彻底清扫、消毒一次，室内禁止吸烟。

7. 抢救时抢救人员要按岗定位，遵照各种疾病的抢救常规程序进行工作。

8. 每次抢救病员完毕后，要做现场评论和初步总结。

十七、急诊观察室制度

1. 不符合住院条件，但根据病情尚须急诊观察的病员，可留院观察室进行观察。

2. 各科急诊值班医师和护士，根据病员病情严密注意观察、治疗。凡收入观察室的病员，必须开好医嘱，按格式规定及时填写病历，随时记录病情及处理经过。

3. 急诊值班医师早晚各查床一次，重病随时。主治医师每日查床一次，及时修订诊疗计划，指出重点工作。

4. 急诊室值班护士，随时主动巡视病员，按时进行诊疗护理并及时记录、反映情况。

5. 值班医护人员对观察病员的临时变化，要随找随到床边看视，以免贻误病情。

6. 急诊值班医护人员对观察床病员，要按时详细认真地进行交接班工作，必须要有情况书面记录。

十八、门诊工作制度

1. 医院应有一名副院长分工负责领导门诊工作。各科主任、副主任应加强对本科门诊的业务技术领导。各科（特别是内、外、妇产、小儿等科）应确定一位主治医师或高年住院医师协助科主任领导本科的门诊工作。

2. 各科室参加门诊工作的医务人员，在医务科或门诊部统一领导下进行工作。人员调换时，应与医务科或门诊部共同商量。

3. 门诊医护人员应派有一定经验的医师、护士担任，实行医师兼管门诊和病房的医院和科室，必须安排好人力。

4. 对疑难重病员不能确诊，病员两次复诊仍不能确诊者，应及时请上级医师诊视。科主任、主任医师应定期出门诊，解决疑难病例。对某些慢性病员和专科病员，应根据医院具体情况设立专科门诊。

5. 对高烧病员、重病员、60岁以上老人及来自远地的病员，应提前安排门诊。

6. 对病员要进行认真检查，简明扼要、准确地记载病历。主治医师应定期检查门诊医疗质量。

7. 门诊检验、放射等各种检查结果，必须做到准确及时。门诊手术应根据条件规定一定范围。医师要加强对换药室、治疗室的检查指导，必要时，要亲自操作。

8. 门诊各科与住院处及病房应加强联系，以便根据病床使用及病员情况，有计划地收容病员住院治疗。

9. 加强检诊做好分诊工作，严格执行消毒隔离制度，防止交叉感染。小儿科、内科应建立传染病诊室。做好疫情报告。

10. 门诊工作人员要做到关心体贴病员，态度和蔼，有礼貌，耐心地解答问题。尽量简化手续，有计划地安排病员就诊。

11. 门诊应经常保持清洁整齐，改善候诊环境，加强候诊教育，宣传卫生防病、计划生育和优生学知识。

12. 门诊医师要采用保证疗效，经济便宜的治疗方法，科学用药、合理用药，尽可能减轻病员的负担。

13. 对基层或外地转诊病人，要认真诊治。在转回基层或原地时要提出诊治意见。

十九、挂号工作制度（略）

二十、处方制度（略）

二十一、注射室工作制度（略）

二十二、治疗室制度（略）

二十三、换药室制度（略）

二十四、病房管理制度（略）

二十五、病历书写制度（略）

二十六、查房制度

1. 科主任、主任医师或主治医师查房，应有住院医师、护士长和有关人员参加。科主任、主任医师查房每周 1～2 次，主治医师查房每日一次，查房一般在上午进行。住院医师对所管病员每日至少查房两次。

2. 对危重病员，住院医师应随时观察病情变化并及时处理，必要时可请主治医师、科主任、主任医师临时检查病员。

3. 查房前医护人员要做好准备工作，如病历，各项有关检查报告及所需用的检查器材等。查房时要自上而下逐级严格要求，认真负责。经治的住院医师要报告简要病历、当前病情并提出需要解决的问题。主任或主治医师可根据情况做必要的检查和病情分析，并做出肯定性的指示。

4. 护士长组织护理人员每周进行一次护理查房，主要检查护理质量，研究解决疑难问题，结合实际教学改进。

5. 查房的内容：

（1）科主任、主任医师查房，要解决疑难病例；审查对新入院、重危病员的诊断、治疗计划；决定重大手术及特殊检查治疗；抽查医嘱、病历、护理质量；听取医师、护士对诊疗护理的意见；进行必要的教学工作。

（2）主治医生查房，要求对所管病人分组进行系统查房。尤其对新入院、重危、诊断未明、治疗效果不好的病员进行重点检查与讨论；听取医师和护士的反映；倾听病员的陈述；检查病历并纠正其中错误的记录；了解病员病情变化并征求对饮食、生活的意见；检查医嘱执行情况及治疗效果；决定出、转院问题。

（3）住院医师查房，要求重点巡视重危、疑难、待诊断、新入院、手术后的病员，同时巡视一般病员；检查化验报告单，分析检查结果，提出进一步检查或治疗意见；检查当天医嘱执行情况；给予必要的临时医嘱并开写次晨特殊检查的医嘱；检查病员饮食情况；主动征求病员对医疗、护理、生活等方面的意见。

6. 院领导以及机关各科负责人，应有计划有目的地定期参加各科的查房，检查了解对病员治疗情况和各方面存在的问题，及时研究解决。

二十七、医嘱制度（略）

二十八、查对制度

（一）临床科室

1. 开医嘱、处方或进行治疗时，应查对病员姓名、性别、床号、住院号（门诊号）。

2. 执行医嘱时要进行"三查七对"：摆药后查；服药、注射、处置前查；服药、注射处置后查。对床号、姓名和服用药的药名、剂量、浓度、时间、用法。

3. 清点药品时和使用药品前，要检查质量、标签、失效期和批号，如不符合要求，不得使用。

4. 给药前，注意询问有无过敏史；使用毒、麻、限剧药时要经过反复核对；静脉给药要注意有无变质，瓶口有无松动、裂缝；给多种药物时，要注意配伍禁忌。

5. 输血前，需经两人查对，无误后，方可输入；输血时须注意观察，保证安全。

（二）手术室

1. 接病员时，要查对科别、床号、姓名、性别、诊断、手术名称、术前用药。

2. 手术前，必须查对姓名、诊断、手术部位、麻醉方法及麻醉用药。

3. 凡进行体腔或深部组织手术，要在术前与缝合前清点所有敷料和器械数。

（三）药 房

1. 配方时，查对处方的内容、药物剂量、配药禁忌。

2. 发药时，查对药名、规格、剂量、用法与处方内容是否相符；查对标签（药袋）与处方内容是否相符；查对药品有无变质，是否超过有效期；查对姓名、年龄，并交代用法及注意事项。

（四）血 库

1. 血型鉴定和交叉配血试验，两人工作时要"双查双签"，一人工作时要重做一次。

2. 发血时，要与取血人共同查对科别、病房、床号、姓名、血型、交叉配合试验结果、血瓶号、采血日期、血液质量。

（五）检验科

1. 采取标本时，查对科别、床号、姓名、检验目的。

2. 收集标本时，查对科别、姓名、性别、联号、标本数量和质量。

3. 检验时，查对试剂、项目，化验单与标本是否相符。

4. 检验后，查对目的、结果。

5. 发报告时，查对科别、病房。

（六）病理科

1. 收集标本时，查对单位、姓名、性别、联号、标本、固定液。

2. 制片时，查对编号、标本种类、切片数量和质量。

3. 诊断时，查对编号、标本种类、临床诊断、病理诊断。

4. 发报告时，查对单位。

（七）放射线科

1. 检查时，查对科别、病房、姓名、年龄、片号、部位、目的。

2. 治疗时，查对科别、病房、姓名、部位、条件、时间、角度、剂量。

3. 发报告时，查对科别、病房。

（八）理疗科及针灸室

1. 各种治疗时，查对科别、病房、姓名、部位、种类、剂量、时间、皮肤。

2. 低频治疗时，并查对极性、电流量、次数。

3. 高频治疗时，并检查体表、体内有无金属异常。

4. 针刺治疗前，检查针的数量和质量，取针时，检查针数和有无断针。

（九）供应室

1. 准备器械包时，查对品名、数量、质量、清洁度。

2. 发器械包时，查对名称、消毒日期。

3. 收器械包时，查对数量、质量、清洁处理情况。

（十）特殊检查室

（心电图、脑电图、超声波、基础代谢等）

1. 检查时，查对科别、床号、姓名、性别、检查目的。

2. 诊断时，查对姓名、编号、临床诊断、检查结果。

3. 发报告时查对科别、病房。

其他科室亦应根据上述要求精神，制定本科室工作的查对制度。

二十九、会诊制度

1. 凡遇疑难病例，应及时申请会诊。

2. 科间会诊：由经治医师提出，上级医师同意，填写会诊单。应邀医师一般要在两天内完成，并写会诊记录。如需专科会诊的轻病员，可到专科检查。

3. 急诊会诊：被邀请的人员，必须随请随到。

4. 科内会诊：由经治医师或主治医师提出，科主任召集有关医务人员参加。

5. 院内会诊：由科主任提出，经医务科同意，并确定会诊时间，通知有关人员参加。一般由申请科主任主持，医务科要有人参加。

6. 院外会诊：本院一时不能诊治的疑难病例，由科主任提出，经医务科同意，并与有关单位联系，确定会诊时间。应邀医院应指派科主任或主治医师前往会诊。会诊由申请科主任主持。必要时，携带病历，陪同病员到院外会诊。也可将病历资料，寄发有关单位，进行书面会诊。

7. 科内、院内、院外的集体会诊：经治医师要详细介绍病史，做好会诊前的准备和会诊记录。会诊中，要详细检查，发扬技术民主，明确提出会诊意见。主持人要进行小结，认真组织实施。

三十、转院、转科制度

1. 医院因限于技术和设备条件，对不能诊治的病员，由科内讨论或由科主任提出，经医务科报请院长或主管业务副院长批准，提前与转入医院联系，征得同意后方可转院。

2. 各省、市、自治区级医院病员（包括门诊病员）需转外地医院治疗时，应由所在医院科主任提出，经院长或业务副院长同意，报请省、市、自治区卫生厅批准办理手续。急性传染病、麻风病、精神病、截瘫病人，不得转外省市治疗。

3. 病员转院，如估计途中可能加重病情或死亡者，应留院处置，待病情稳定或危险过后，再行转院。较重病人转院时应派医护人员护送。病员转院时，应将病历摘要随病员转去。病员在转入医院出院时，应写治疗小结，交病案室，退回转出医院。转入疗养院的病员只带病历摘要。

4. 病员转科须经转入科会诊同意。转科前，由经治医师开转科医嘱，并写好转科记录，通知住院处登记，按联系的时间转科。转出科需派人陪送到转入科，向值班人员交代有关情况。转入科写转入记录，并通知住院处和营养室。

三十一、病例讨论制度（略）

三十二、值班、交接班制度

（一）医师值班与交接班：

1. 各科在非办公时间及假日，须设有值班医师，可根据科室的大小和床位的多少，单独或联合值班。

2. 值班医师每日在下班前至科室，接受各级医师交办的医疗工作。交接班时，应巡视病室，了解危重病员情况，并做好床前交接。

3. 各科室医师在下班前应将危重病员的病情和处理事项记入交班簿，并做好交班工作。值班医师对重危病员应做好病程记录和医疗措施记录，并扼要记入值班日志。

4. 值班医师负责各项临时性医疗工作和病员临时情况的处理；对急诊入院病员及时检查填写病历，给予必要的医疗处置。

5. 值班医师遇有疑难问题时，应请经治医师或上级医师处理。

6. 值班医师夜间必须在值班室留宿，不得擅自离开。护理人员邀请时应立即前往视诊。如有事离开时，必须向值班护士说明去向。

7. 值班医师一般不脱离日常工作，如因抢救病员未得休息时，应根据情况给予适当补休。

8. 每日晨，值班医师将病员情况重点向主治医师或主任医师报告，并向经治医师交代清危重病员情况及尚待处理的工作。

（二）护士值班与交接班：

1. 病房护士实行一周倒班一次三班轮流值班。值班人员应严格遵照医嘱和护士长安排，对病员进行护理工作。

2. 交班前，护士长应检查医嘱执行情况和危重病员记录，重点巡视危重病员和新病员，并安排护理工作。

3. 病房应建立日夜交班簿和医院用品损坏、遗失簿。交班人必须将病人总数、出入院、死亡、转科、手术和病危人数；新病员的诊断、病情、治疗、护理、主要医嘱和执行情况；送留各种检验标本数目；常用毒剧药品、急救药品和其他医疗器械与用品是否损坏或遗失等情况，记入交班簿，向接班人交代清楚后再下班。

4. 晨间交接班时，由夜班护士重点报告危重病员和新病员病情诊断以及与护理有关的事项。

5. 早晚交班时，日夜班护士应详细阅读交班簿，了解病员动态，然后由护士长或主管护士陪同日夜班重点巡视病员做床前交班。交班者应给下一班做好必需用品的准备，以减少接班人的忙乱。

（三）药房、检验、放射等科室，应根据情况设有值班人员，并努力完成在班时间内所有工作，保证临床医疗工作的顺利进行。

三十三、护理工作制度

1. 新病员入院每天测体温、脉搏、呼吸三次，连续三天；体温在 37.5℃ 以上及危重病员每隔四小时测一次。一般病员每天早晨及下午测体温、脉搏、呼吸各一次，每天问大小便一次。新入院病员测血压及体重一次（七岁以下小儿酌情免测血压）。其他按常规和医嘱执行。

2. 病员入院后，应根据病情决定护理分级，并作出标记。

特别护理：病情危重，需随时进行抢救的病员。

派专人昼夜守护，严密观察病情变化；备齐急救器材、药品，随时准备急救；制订护理计划，并预防并发症，及时准确地填写特护记录。

一级护理：重症病员、大手术后及需严格卧床休息的病员。

卧床休息，生活上给予周密照顾，必要时制订护理计划和做护理记录；密切观察病情变化，每三十分钟巡视一次；认真做好晨、晚间护理；根据病情更换体位，擦澡、洗头、预防并发症。

二级护理：病情较重、生活不能完全自理的病员。

适当地做室内活动，生活上给予必要的协助；注意观察病情变化，每一至两小时巡视一次。

三级护理：一般病员。

在医护人员指导下生活自理；注意观察病情。根据病情参加一些室内、外活动。

附：死亡病员料理事项

1. 经医师检查证实死亡的病员方可进行尸体料理。

2. 医师填写死亡通知单，即送住院处，由住院处通知死者家属或单位。

3. 需有两人在场检查死者有无遗物，如钱、票证、衣物等各种物品，交给死者家属或单位。如家属和单位不在，应交由护士长保存。

4. 当班护士要用棉花塞好死者之口、鼻、耳、肛门、阴道等。如有伤口或排泄物，应擦洗干净包好，使两眼闭合。穿好衣服，用大单包裹，系上死亡卡片，通知太平间接尸体。

5. 整理病室，拆走床单、被褥等物，通风换气，床铺、床头柜按常规消毒处理。如系传染病员，即按传染病消毒制度处理。

6. 整理病案，完成护理记录。

三十四、隔离消毒制度（略）

三十五、病房小药柜管理制度（略）

三十六、预防保健科工作制度（略）

三十七、中医科工作制度（略）

三十八、分娩室工作制度（略）

三十九、婴儿室工作制度（略）

四十、手术室工作制度

1. 凡在手术室工作的人员，必须严格遵守无菌原则。保持室内肃静和整洁。进手术室时必须穿戴手术室的鞋、帽、隔离衣及口罩。

2. 进手术室见习、参观，两人以内的需经科室负责人和手术室护士长同意；三人以上的需报医务科经业务副院长批准。参观或见习手术者，应接受院方医护人员的指导，不得任意游走及出入。

3. 手术室的药品、器材、敷料，均应有专人负责保管，放在固定位置。各项急症手术的全套器材、电气和蒸气设备应经常检查，以保证手术正常进行。手术室器械一般不得外借，如外借时，须经手术室护士长同意。麻醉药与剧毒药应有明显标志，加锁保管，根据医嘱并经过仔细查对方可使用。

4. 无菌手术与有菌手术应分室进行，如无条件时，先做无菌手术，后做有菌手术。手术前后手术室护士应详细清点手术器械、敷料等之数目，并应及时收拾干净被血液污染的器械和敷料。

5. 手术室在夜间及假日应设专人值班，以便随时进行各种紧急手术。

6. 手术室对施行手术的病员应做详细登记，按月统计上报。协同有关科室研究病员感染原因，及时纠正。

7. 手术室应每周彻底清扫消毒一次，每月做细菌培养一次（包括空气、洗过的手、消毒后的物品）。

8. 手术室负责保存和送检手术采集的标本。

9. 手术通知单须于术前一日交手术室以便准备，急症手术通知须主治医师或值班医师签字。

10. 接手术病人时，要带病历并核对病人姓名、年龄、床位、手术名称和部位，防止差错。病人要穿医院衣服进入手术室。

附：施行手术的几项规则

1. 凡需施行手术的病员，术前要完成必要的检查，尽可能明确诊断，并做出术前小结。

2. 凡较大手术或复杂手术，均需进行术前讨论，进一步明确诊断、手术适应症、手术方法、步骤、麻醉及术中、术后发生的问题及对策，确定术者和助手。

3. 一般手术如阑尾摘除术、疝修补、简单的乳房切除、神经压榨、急性脓胸、膀胱结石摘除、尿道扩张、鞘膜积液、一般四肢手术（不包括截肢）、刮宫术、一般体表肿瘤摘除、内窥镜检查、穿刺、石膏固定等由主治医师或科主任批准；由有一定经验的医师（士）担任手术者（实习医师担任手术者必须在主治医师或高年住院医师带领和指导下进行）。

4. 重大手术的讨论由科主任、主任医师或主治医师主持，如内脏手术、食道手术、甲状腺、血管瘤、内耳、各种复杂的矫形术及移植术、脊髓神经手术和手术后可能导致病员残废者，应经科主任或院长、业务副院长批准，由主治医师或主任医师担任术者或负责指导手术。

5. 凡危险性较大的手术、新开展的手术、诊断未确定的探查手术，或病情危重又必须手术时，除术前仔细讨论外应由有经验的主治医师或主任医师担任术者，同时应报院长、业务副院长批准，必要时报请上级批准。

6. 实行手术前必须由病员家属或单位签字同意（体表手术可以不签字），紧急手术来不及征求家属或机关同意时，可由主治医师签字，经科主任或院长、业务副院长批准执行。

7. 手术前的各项准备工作，必须及时完成，如有脱水、休克、贫血等不利于手术的现象应先行治疗。同时做好病员的思想工作，减少或消除不必要的顾虑。

8. 手术医师或第一助手，应在术前一日开好医嘱，并检查手术前护理工作的实施情况，必要时协助手术室护士准备特殊器械。

9. 病员去手术室前应摘下假牙，贵重物品交护士长代管。手术室工作人员应热情接待病员，核对病员姓名、床号、诊断、手术部位、麻醉等，然后再施行手术。

10. 一般情况下术者在手术过程中，对病员负完全责任。助手应按照术者要求协助手术，发现不利于病人的情况时，助手有责任提醒术者注意，但必须互相配合，紧密合作。如在手术当中发生疑难问题，可以互相商讨，必要时应请示上级医师。当手术是在上级医师指导下，由低年医师或实习医师任术者时，仍由上级医师对病员负完全责任，术者必须服从指导。

四十一、麻醉科工作制度

1. 负责麻醉者，在术前一天到科室熟悉手术病员的病历、各项检查结果，详细检查病员，了解思想情况，确定麻醉方式。开好术前医嘱。重大手术，与术者一起参加术前讨论，共同制订麻醉方案。

2. 麻醉前，应认真检查麻醉药品、器械是否完备，严格执行技术操作常规和查对制度，保证安全。

3. 麻醉者在麻醉期间要坚守岗位，密切观察，认真记录。如有异常情况，及时与术者联系，共同研究，妥善处理。对实习、进修人员，要严格要求，具体指导。

4. 手术完毕，麻醉终止，麻醉者要把麻醉记录单各项填写清楚。危重和全麻的病员，麻醉者应亲自护送，并向值班人员交代手术麻醉的经过及注意事项。

5. 麻醉后应进行术后随访。对全麻及其他重危病员，新开展的针刺、中药等麻醉，应于二十四小时内随访，将有关情况写入麻醉记录单。遇有并发症，应协同处理，严重并发症向上级汇报。

6. 术后应及时清理麻醉器械，妥善保管，定期检修，麻醉药品应及时补充。

7. 为随时参加抢救呼吸、心跳突然停止等危重病人，应从人员值班、操作技术、急救器械等方面做好准备。

四十二、药剂科工作制度（略）

四十三、医疗器械科（组）工作制度（略）

四十四、检验科工作制度

1. 检验单由医师逐项填写，要求字迹清楚，目的明确。急诊检验单上注明"急"字。

2. 收标本时严格执行查对制度。标本不符合要求，应重新采集。对不能立即检验的标本，要妥善保管。普通检验，一般应于当天下班前发出报告。急诊检验标本随时做完随时发出报告。

3. 要认真核对检验结果，填写检验报告单，做好登记，签名后发出报告。检验结果与临床不符合或可疑时，主动与临床科联系，重新检查。发现检验目的以外的阳性结果应主动报告。院外检验报告，应由主任审签。

4. 特殊标本发出报告后保留二十四小时，一般标本和用具应立即消毒。被污染的器皿在高压灭菌后方可洗涤，对可疑病原微生物的标本应于指定地点焚烧，防止交叉感染。

5. 保证检验质量，定期检查试剂和校对仪器的灵敏度。定期抽查检验质量。

6. 建立实验室内质量控制制度，积极参加室间质量控制，以保证检验质量。

7. 积极配合医疗、科研，开展新的检验项目和技术革新。

8. 菌种、毒种、剧毒试剂、易燃、易爆、强酸、强碱及贵重仪器应指定专人严加保管，定期检查。

四十五、血库工作制度（略）

四十六、放射科（室）工作制度（略）

四十七、放射治疗室工作制度（略）

四十八、同位素科工作制度（略）

四十九、特殊检查室工作制度（略）

五十、理疗科工作制度（略）

五十一、针灸室工作制度（略）

五十二、病理科工作制度（略）

五十三、营养室（部）工作制度（略）

五十四、供应室工作制度（略）

五十五、差错事故登记报告处理制度（略）

五十六、财务科工作制度（略）

五十七、医疗收费制度（略）

五十八、财产物资管理制度（略）

五十九、锅炉房工作制度（略）

六十、维修组工作制度（略）

六十一、车辆管理使用制度（略）

六十二、职工食堂管理制度（略）

六十三、被服供应站（洗衣房）制度（略）

六十四、托儿所工作制度（略）

中华人民共和国执业医师法（节录）

（1998 年 6 月 26 日第九届全国人民代表大会常务委员会
第三次会议通过）

第一章 总 则（略）

第二章 考试和注册（略）

第三章 执业规则

第二十一条 医师在执业活动中享有下列权利：（略）

第二十二条 医师在执业活动中履行下列义务：

（一）遵守法律、法规，遵守技术操作规范。

（二）树立敬业精神，遵守职业道德，履行医师职责，尽职尽责为患者服务。

（三）关心、爱护、尊重患者，保护患者的隐私。

（四）努力钻研业务，更新知识，提高专业技术水平。

（五）宣传卫生保健知识，对患者进行健康教育。

第二十三条 医师实施医疗、预防、保健措施，签署有关医学证明文件，必须亲自诊查、调查，并按照规定及时填写医学文书，不得隐匿、伪造或者销毁医学文书及有关资料。医师不得出具与自己执业范围无关或者与执业类别不相符的医学证明文件。

第二十四条 对急危患者，医师应当采取紧急措施进行诊治；不得拒绝急救处置。

第二十五条 医师应当使用经国家有关部门批准使用的药品、消毒药剂和医疗器械。除正当诊断治疗外，不得使用麻醉药品、医疗用毒性药品、精神药品和放射性药品。

第二十六条 医师应当如实向患者或者其家属介绍病情，但应注意避免对患者产生不利后果。医师进行实验性临床医疗，应当经医院批准并征得患者本人或者其家属同意。

第二十七条 医师不得利用职务之便，索取、非法收受患者财物或者牟取其他不正当利益。

第二十八条　遇有自然灾害、传染病流行、突发重大伤亡事故及其他严重威胁人民生命健康的紧急情况时，医师应当服从县级以上人民政府卫生行政部门的调遣。

第二十九条　医师发生医疗事故或者发现传染病疫情时，应当按照有关规定及时向所在机构或者卫生行政部门报告。医师发现患者涉嫌伤害事件或者非正常死亡时，应当按照有关规定向有关部门报告。

第三十条　执业助理医师应当在执业医师的指导下，在医疗、预防、保健机构中按照其执业类别执业。在乡、民族乡、镇的医疗、预防、保健机构中工作的执业助理医师，可以根据医疗诊治的情况和需要，独立从事一般的执业活动。

第四章　考核和培训（略）

第五章　法律责任

第三十六条　以不正当手段取得医师执业证书的，由发给证书的卫生行政部门予以吊销；对负有直接责任的主管人员和其他直接责任人员，依法给予行政处分。

第三十七条　医师在执业活动中，违反本法规定，有下列行为之一的，由县级以上人民政府卫生行政部门给予警告或者责令暂停六个月以上一年以下执业活动；情节严重的，吊销其执业证书；构成犯罪的，依法追究刑事责任。

（一）违反卫生行政规章制度或者技术操作规范，造成严重后果的。

（二）由于不负责任延误急危患者的抢救和诊治，造成严重后果的。

（三）造成医疗责任事故的。

（四）未经亲自诊查、调查，签署诊断、治疗、流行病学等证明文件或者有关出生、死亡等证明文件的。

（五）隐匿、伪造或者擅自销毁医学文书及有关资料的。

（六）使用未经批准使用的药品、消毒药剂和医疗器械的。

（七）不按照规定使用麻醉药品、医疗用毒性药品、精神药品和放射性药品的。

（八）未经患者或者其家属同意，对患者进行实验性临床医疗的。

（九）泄露患者隐私，造成严重后果的。

（十）利用职务之便，索取、非法收受患者财物或者牟取其他不正当利益的。

（十一）发生自然灾害、传染病流行、突发重大伤亡事故以及其他严重威胁人民生命健康的紧急情况时，不服从卫生行政部门调遣的。

（十二）发生医疗事故或者发现传染病疫情，患者涉嫌伤害事件或者非正常死亡，不按照规定报告的。

第三十八条　医师在医疗、预防、保健工作中造成事故的，依照法律或者国家有关规定处理。

第三十九条　未经批准擅自开办医疗机构行医或者非医师行医的，由县级以上人民政府卫生行政部门予以取缔，没收其违法所得及其药品、器械，并处十万元以下的罚款；对医师吊销其执业证书；给患者造成损害的，依法承担赔偿责任；构成犯罪的，依法追究刑事责任。

第四十条　阻碍医师依法执业，侮辱、诽谤、威胁、殴打医师或者侵犯医师人身自由、干扰医师正常工作、生活的，依照治安管理处罚条例的规定处罚；构成犯罪的，依法追究刑事责任。

第四十一条　医疗、预防、保健机构未依照本法第十六条的规定履行报告职责，导致严重后果的，由县级以上人民政府卫生行政部门给予警告；并对该机构的行政负责人依法给予行政处分。

第四十二条　卫生行政部门工作人员或者医疗、预防、保健机构工作人员违反本法有关规定，弄虚作假、玩忽职守、滥用职权、徇私舞弊，尚不构成犯罪的，依法给予行政处分；构成犯罪的，依法追究刑事责任。

第六章　附　则

第四十三条　本法颁布之日前按照国家有关规定取得医学专业技术职称和医学专业技术职务的人员，由所在机构报请县级以上人民政府卫生行政部门认定，取得相应的医师资格。其中在医疗、预防、保健机构中从事医疗、预防、保健业务的医务人员，依照本法规定的条件，由所在机构集体核报县级以上人民政府卫生行政部门，予以注册并发给医师执业证书。具体办法由国务院卫生行政部门会同国务院人事行政部门制定。

第四十四条　计划生育技术服务机构中的医师，适用本法。

第四十五条　在乡村医疗卫生机构中向村民提供预防、保健和一般医疗服务的乡村医生，符合本法有关规定的，可以依法取得执业医师资格或者执业助理医师资格；不具备本法规定的执业医师资格或者执业助理医师资格的乡村医生，由国务院另行制定管理办法。

第四十六条　军队医师执行本法的实施办法，由国务院、中央军事委员会依据本法的原则制定。

第四十七条　境外人员在中国境内申请医师考试、注册、执业或者从事临床示教、临床研究等活动的，按照国家有关规定办理。

第四十八条　本法自1999年5月1日起施行。

医疗机构管理条例（节录）

（1994 年 2 月 26 日国务院令第 749 号发布）

第一章　总　则（略）

第二章　规划布局和设置审批（略）

第三章　登　记（略）

第四章　执　业

第二十四条　任何单位或者个人，未取得《医疗机构执业许可证》，不得开展诊疗活动。

第二十五条　医疗机构执业，必须遵守有关法律、法规和医疗技术规范。

第二十六条　医疗机构必须将《医疗机构执业许可证》、诊疗科目、诊疗时间和收费标准悬挂于明显处所。

第二十七条　医疗机构必须按照核准登记的诊疗科目开展诊疗活动。

第二十八条　医疗机构不得使用非卫生技术人员从事医疗卫生技术工作。

第二十九条　医疗机构应当加强对医务人员的医德教育。

第三十条　医疗机构工作人员上岗工作，必须佩带载有本人姓名、职务或者职称的标牌。

第三十一条　医疗机构对危重病人应当立即抢救。对限于设备或者技术条件不能诊治的病人，应当及时转诊。

第三十二条　未经医师（士）亲自诊查病人，医疗机构不得出具疾病诊断书、健康证明书或者死亡证明书等证明文件；未经医师（士）、助产人员亲自接产，医疗机构不得出具出生证明书或者死产报告书。

第三十三条　医疗机构施行手术、特殊检查或者特殊治疗时，必须征得患者同意，并应当取得其家属或者关系人同意并签字；无法取得患者意见时，应当取得家属或者关系人同意并签字；无法取得患者意见又无家属或者关系人在场，或者遇到其他特殊情况时，经治医师应当提出医疗处置方案，在取得医疗机构负责人或者被授权负责人员的批准后实施。

第三十四条 医疗机构发生医疗事故，按照国家有关规定处理。

第三十五条 医疗机构对传染病、精神病、职业病等患者的特殊诊治和处理，应当按照国家有关法律、法规的规定办理。

第三十六条 医疗机构必须按照有关药品管理的法律、法规，加强药品管理。

第三十七条 医疗机构必须按照人民政府或者物价部门的有关规定收取医疗费用，详列细项，并出具收据。

第三十八条 医疗机构必须承担相应的预防保健工作，承担县级以上人民政府卫生行政部门委托的支援农村、指导基层医疗卫生工作等任务。

第三十九条 发生重大灾害、事故、疾病流行或者其他意外情况时，医疗机构及其卫生技术人员必须服从县级以上人民政府卫生行政部门的调遣

第五章 监督管理（略）

第六章 罚 则

第四十四条 违反本条例第二十四条规定，未取得《医疗机构执业许可证》擅自执业的，由县级以上人民政府卫生行政部门责令其停止执业活动，没收非法所得和药品、器械，并可以根据情节处以1万元以下的罚款。

第四十五条 违反本条例第二十二条规定，逾期不校验《医疗机构执业许可证》仍从事诊疗活动的，由县级以上人民政府卫生行政部门责令其限期补办校验手续；拒不校验的，吊销其《医疗机构执业许可证》。

第四十六条 违反本条例第二十三条规定，出卖、转让、出借《医疗机构执业许可证》的，由县级以上人民政府卫生行政部门没收非法所得，并可以处以5000元以下的罚款；情节严重的，吊销其《医疗机构执业许可证》。

第四十七条 违反本条例第二十七条规定，诊疗活动超出登记范围的，由县级以上人民政府卫生行政部门予以警告、责令其改正，并可以根据情节处以3000元以下的罚款；情节严重的，吊销其《医疗机构执业许可证》。

第四十八条 违反本条例第二十八条规定，使用非卫生技术人员从事医疗卫生技术工作的，由县级以上人民政府卫生行政部门责令其限期改正，并可以处以5000元以下的罚款；情节严重的，吊销其《医疗机构执业许可证》。

第四十九条 违反本条例第三十二条规定，出具虚假证明文件的，由县级以上人民政府卫生行政部门予以警告；对造成危害后果的，可以处以1000元以下的罚款；对直

接责任人员由所在单位或者上级机关给予行政处分。

第五十条 没收的财物和罚款全部上交国库。

第五十一条 当事人对行政处罚决定不服的，可以依照国家法律、法规的规定申请行政复议或者提起行政诉讼。当事人对罚款及没收药品、器械的处罚决定未在法定期限内申请复议或者提起诉讼又不履行的，县级以上人民政府卫生行政部门可以申请人民法院强制执行。

第七章 附 则

第五十二条 本条例实施前已经执业的医疗机构，应当在条例实施后的 6 个月内，按照本条例第三章的规定，补办登记手续，领取《医疗机构执业许可证》。

第五十三条 外国人在中华人民共和国境内开设医疗机构及香港、澳门、台湾居民在内地开设医疗机构的管理办法，由国务院卫生行政部门另行制定。

第五十四条 本条例由国务院卫生行政部门负责解释。

第五十五条 本条例自 1994 年 9 月 1 日起施行。1951 年政务院批准发布的《医院诊所管理暂行条例》同时废止。

处方管理办法（试行）

（2006 年 11 月 27 日经卫生部部务会议讨论
通过，2007 年 5 月 1 日起施行）

第一条 为加强处方开具、调剂、使用、保存的规范化管理，提高处方质量，促进合理用药，保障患者用药安全，依据《执业医师法》、《药品管理法》、《医疗机构管理条例》等有关法律、法规，制定本办法。

第二条 本办法适用于开具、审核、调剂、保管处方的相应机构和人员。

第三条 处方是由注册的执业医师和执业助理医师（以下简称"医师"）在诊疗活动中为患者开具的，由药学专业技术人员审核、调配、核对，并作为发药凭证的医疗用药的医疗文书。

第四条 处方药必须凭医师处方销售、调剂和使用。

医师处方和药学专业技术人员调剂处方应当遵循安全、有效、经济的原则，并注意保护患者的隐私权。

第五条 经注册的执业医师在执业地点取得相应的处方权。

经注册的执业助理医师开具的处方须经所在执业地点执业医师签字或加盖专用签章后方有效。

经注册的执业助理医师在乡、民族乡、镇的医疗、预防、保健机构执业，在注册的执业地点取得相应的处方权。

试用期的医师开具处方，须经所在医疗、预防、保健机构有处方权的执业医师审核并签名或加盖专用签章后方有效。

医师须在注册的医疗、预防、保健机构签名留样及专用签章备案后方可开具处方。

医师被责令暂停执业、被责令离岗培训期间或被注销、吊销执业证书后，其处方权即被取消。

第六条 医师应当根据医疗、预防、保健需要，按照诊疗规范、药品说明书中的药品适应症、药理作用、用法、用量、禁忌、不良反应和注意事项等开具处方。

开具麻醉药品、精神药品、医疗用毒性药品、放射性药品的处方须严格遵守有关法律、法规和规章的规定。

第七条 处方为开具当日有效。特殊情况下需延长有效期，由开具处方的医师注明有效期限，但有效期最长不得超过三天。

第八条 处方格式由三部分组成：

（一）前记：包括医疗、预防、保健机构名称，处方编号，费别、患者姓名、性别、年龄、门诊或住院病历号、科别或病室和床位号、临床诊断、开具日期等，并可添列专科要求的项目。

（二）正文：以 Rp 或 R（拉丁文 Recipe "请取"的缩写）标示，分列药品名称、规格、数量、用法用量。

（三）后记：医师签名或加盖专用签章，药品金额以及审核、调配、核对、发药的药学专业技术人员签名。

第九条 处方由各医疗机构按规定的格式统一印制。麻醉药品处方、急诊处方、儿科处方、普通处方的印刷用纸应分别为淡红色、淡黄色、淡绿色、白色。并在处方右上角以文字注明。

第十条 处方书写必须符合下列规则：

（一）处方记载的患者一般项目应清晰、完整，并与病历记载相一致。

（二）每张处方只限于一名患者的用药。

（三）处方字迹应当清楚，不得涂改。如有修改，必须在修改处签名及注明修改日期。

（四）处方一律用规范的中文或英文名称书写。医疗、预防、保健机构或医师、药师不得自行编制药品缩写名或用代号。书写药品名称、剂量、规格、用法、用量要准确规范，不得使用"遵医嘱"、"自用"等含糊不清字句。

（五）年龄必须写实足年龄，婴幼儿写日、月龄。必要时，婴幼儿要注明体重。西药、中成药、中药饮片要分别开具处方。

（六）西药、中成药处方，每一种药品须另起一行。每张处方不得超过五种药品。

（七）中药饮片处方的书写，可按君、臣、佐、使的顺序排列；药物调剂、煎煮的特殊要求注明在药品之后上方，并加括号，如布包、先煎、后下等；对药物的产地、炮制有特殊要求的，应在药名之前写出。

（八）用量。一般应按照药品说明书中的常用剂量使用，特殊情况需超剂量使用时，应注明原因并再次签名。

（九）为便于药学专业技术人员审核处方，医师开具处方时，除特殊情况外必须注明临床诊断。

（十）开具处方后的空白处应画一斜线，以示处方完毕。

（十一）处方医师的签名式样和专用签章必须与在药学部门留样备查的式样相一致，不得任意改动，否则应重新登记留样备案。

第十一条 药品名称以《中华人民共和国药典》收载或药典委员会公布的《中国药品通用名称》或经国家批准的专利药品名为准。如无收载，可采用通用名或商品名。药名简写或缩写必须为国内通用写法。

中成药和医院制剂品名的书写应当与正式批准的名称一致。

病历书写基本规范（试行）

（2002 年 8 月 16 日卫生部、国家中医药管理局发布）

第一章　基本要求

第一条　病历是指医务人员在医疗活动过程中形成的文字、符号、图表、影像、切片等资料的总和，包括门（急）诊病历和住院病历。

第二条　病历书写是指医务人员通过问诊、查体、辅助检查、诊断、治疗、护理等医疗活动获得有关资料，并进行归纳、分析、整理形成医疗活动记录的行为。

第三条　病历书写应当客观、真实、准确、及时、完整。

第四条　住院病历书写应当使用蓝黑墨水、碳素墨水，门（急）诊病历和需复写的资料可以使用蓝或黑色油水的圆珠笔。

第五条　病历书写应当使用中文和医学术语。通用的外文缩写和无正式中文译名的症状、体征、疾病名称等可以使用外文。

第六条　病历书写应当文字工整，字迹清晰，表述准确，语句通顺，标点正确。书写过程中出现错字时，应当用双线画在错字上，不得采用刮、粘、涂等方法掩盖或去除原来的字迹。

第七条　病历应当按照规定的内容书写，并由相应医务人员签名。

实习医务人员、试用期医务人员书写的病历，应当经过在本医疗机构合法执业的医务人员审阅、修改并签名。

进修医务人员应当由接收进修的医疗机构根据其胜任本专业工作的实际情况认定后书写病历。

第八条　上级医务人员有审查修改下级医务人员书写的病历的责任。修改时，应当注明修改日期，修改人员签名，并保持原记录清楚、可辨。

第九条　因抢救急危患者，未能及时书写病历的，有关医务人员应当在抢救结束后6 小时内据实补记，并加以注明。

第十条　对按照有关规定需取得患者书面同意方可进行的医疗活动（如特殊检查、特殊治疗、手术、实验性临床医疗等），应当由患者本人签署同意书。患者不具备完全民事行为能力时，应当由其法定代理人签字；患者因病无法签字时，应当由其近亲属签字，没有近亲属的，由其关系人签字；为抢救患者，在法定代理人或近亲属、关系人无法及时签字的情况下，可由医疗机构负责人或者被授权的负责人签字。

因实施保护性医疗措施不宜向患者说明情况的，应当将有关情况通知患者近亲属，由患者近亲属签署同意书，并及时记录。患者无近亲属的或者患者近亲属无法签署同意书的由患者的法定代理人或者关系人签署同意书。

第二章 门（急）诊病历书写要求及内容

第十一条 门（急）诊病历内容包括门诊病历首页（门诊手册封面）、病历记录、化验单（检验报告）、医学影像检查资料等。

第十二条 门（急）诊病历首页内容应当包括患者姓名、性别、出生年月、民族、婚姻状况、职业、工作单位、住址、药物过敏史等项目。

门诊手册封面内容应当包括患者姓名、性别、年龄、工作单位或住址、药物过敏史等项目。

第十三条 门（急）诊病历记录分为初诊病历记录和复诊病历记录。

初诊病历记录书写内容应当包括就诊时间、科别、主诉、现病史、既往史，阳性体征必要的阴性体征和辅助检查结果，诊断及治疗意见和医师签名等。

复诊病历记录书写内容应当包括就诊时间、科别、主诉、病史、必要的体格检查和辅助检查结果、诊断、治疗处理意见和医师签名等。

急诊病历书写就诊时间应当具体到分钟。

第十四条 门（急）诊病历记录应当由接诊医师在患者就诊时及时完成。

第十五条 抢救危重患者时，应当书写抢救记录。对收入急诊观察室的患者，应当书写留院观察期间的观察记录。

第三章 住院病历书写要求及内容

第十六条 住院病历内容包括住院病案首页、住院志、体温单、医嘱单、化验单（检验报告）、医学影像检查资料、特殊检查（治疗）同意书、手术同意书、麻醉记录单、手术及手术护理记录单、病理资料、护理记录、出院记录（或死亡记录）、病程记录（含抢救记录）、疑难病例讨论记录、会诊意见、上级医师查房记录、死亡病例讨论记录等。

第十七条 住院志是指患者入院后，由经治医师通过问诊、查体、辅助检查获得有关资料，并对这些资料归纳分析书写而成的记录。住院志的书写形式分为入院记录、再次或多次入院记录、24 小时内入出院记录、24 小时内入院死亡记录。

入院记录、再次或多次入院记录应当于患者入院后 24 小时内完成；24 小时内入出院记录应当于患者出院后 24 小时内完成，24 小时内入院死亡记录应当于患者死亡后 24 小时内完成。

第十八条 入院记录的要求及内容。

（一）患者一般情况内容包括姓名、性别、年龄、民族、婚姻状况、出生地、职业、入院日期、记录日期、病史陈述者。

（二）主诉是指促使患者就诊的主要症状（或体征）及持续时间。

（三）现病史是指患者本次疾病的发生、演变、诊疗等方面的详细情况，应当按时间顺序书写。内容包括发病情况、主要症状特点及其发展变化情况、伴随症状、发病后诊疗经过及结果、睡眠、饮食等一般情况的变化，以及与鉴别诊断有关的阳性或阴性资料等。

与本次疾病虽无紧密关系、但仍需治疗的其他疾病情况，可在现病史后另起一段予以记录。

（四）既往史是指患者过去的健康和疾病情况。内容包括既往一般健康状况、疾病史、传染病史、预防接种史、手术外伤史、输血史、药物过敏史等。

（五）个人史、婚育史、女性患者的月经史、家族史。

（六）体格检查应当按照系统循序进行书写。内容包括体温、脉搏、呼吸、血压，一般情况，皮肤、黏膜，全身浅表淋巴结，头部及其器官，颈部，胸部（胸廓、肺部、心脏血管），腹部（肝、脾等），直肠肛门，外生殖器，脊柱，四肢，神经系统等。

（七）专科情况应当根据专科需要记录专科特殊情况。

（八）辅助检查指入院前所做的与本次疾病相关的主要检查及其结果。应当写明检查日期，如系在其他医疗机构所做的检查，应当写明该机构名称。

（九）初步诊断是指经治医师根据患者入院时情况，综合分析所做出的诊断。如初步诊断为多项时，应当主次分明。

（十）书写入院记录的医师签名。

第十九条　再次或多次入院记录是指患者因同一种疾病再次或多次住入同一医疗机构时书写的记录。要求及内容基本同入院记录，其特点有：主诉是记录患者本次入院的主要症状（或体征）及持续时间；现病史中要求首先对本次住院前历次有关住院诊疗经过进行小结，然后再书写本次入院的现病史。

第二十条　患者入院不足 24 小时出院的，可以书写 24 小时内入出院记录。内容包括患者姓名、性别、年龄、职业、入院时间、出院时间、主诉、入院情况、入院诊断、诊疗经过、出院情况、出院诊断、出院医嘱、医师签名等。

第二十一条　患者入院不足 24 小时死亡的，可以书写 24 小时内入院死亡记录。内容包括患者姓名、性别、年龄、职业、入院时间、死亡时间、主诉、入院情况、入院诊断、诊疗经过（抢救经过）、死亡原因、死亡诊断、医师签名等。

第二十二条　病程记录是指继住院志之后，对患者病情和诊疗过程所进行的连续性记录。内容包括患者的病情变化情况、重要的辅助检查结果及临床意见、上级医师查房意见会诊意见、医师分析讨论意见、所采取的诊疗措施及效果、医嘱更改及理由、向患者及其近亲属告知的重要事项等。

第二十三条　病程记录的要求及内容。

（一）首次病程记录是指患者入院后由经治医师或值班医师书写的第一次病程记录，应当在患者入院 8 小时内完成。首次病程记录的内容包括病例特点、诊断依据及鉴别诊断，诊疗计划等。

（二）日常病程记录是指对患者住院期间诊疗过程的经常性、连续性记录。由医师书写，也可以由实习医务人员或试用期医务人员书写。书写日常病程记录时，首先标明记录日期，另起一行记录具体内容。对病危患者应当根据病情变化随时书写病程记录，每天至少1次，记录时间应当具体到分钟。对病重患者，至少两天记录一次病程记录。对病情稳定的患者，至少3天记录一次病程记录。对病情稳定的慢性病患者，至少5天记录一次病程出录，

（三）上级医师查房记录是指上级医师查房时对患者病情、诊断、鉴别诊断、当前治疗措施疗效的分析及下一步诊疗意见等的记录。

主治医师首次查房记录应当于患者入院48小时内完成。内容包括查房医师的姓名、专业技术职务、补充的病史和体征、诊断依据与鉴别诊断的分析及诊疗计划等。主治医师日常查房记录间隔时间视病情和诊疗情况确定，内容包括查房医师的姓名、专业技术职务、对病情的分析和诊疗意见等。科主任或具有副主任医师以上专业技术职务任职资格医师查房的记录，内容包括查房医师的姓名、专业技术职务、对病情的分析和诊疗意见等。

（四）疑难病例讨论记录是指由科主任或具有副主任医师以上专业技术任职资格的医师主持、召集有关医务人员对确诊困难或疗效不确切病例讨论的记录。内容包括讨论日期、主持人及参加人员姓名、专业技术职务、讨论意见等。

（五）交（接）班记录是指患者经治医师发生变更之际，交班医师和接班医师分别对患者病情及诊疗情况进行简要总结的记录。交班记录应当在交班前由交班医师书写完成；接班记录应当由接班医师于接班后24小时内完成。交（接）班记录的内容包括入院日期、交班或接班日期、患者姓名、性别、年龄、主诉、入院情况、入院诊断、诊疗经过、目前情况、目前诊断、交班注意事项或接班诊疗计划、医师签名等。

（六）转科记录是指患者住院期间需要转科时，经转入科室医师会诊并同意接收后，由转出科室和转入科室医师分别书写的记录。包括转出记录和转入记录。转出记录由转出科室医师在患者转出科室前书写完成（紧急情况除外）；转入记录由转入科室医师于患者转入后24小时内完成。转科记录内容包括入院日期、转出或转入日期、患者姓名、性别、年龄、主诉、入院情况、入院诊断、诊疗经过、目前情况、目前诊断、转科目的及注意事项或转入诊疗计划、医师签名等。

（七）阶段小结是指患者住院时间较长，由经治医师每月所做的病情及诊疗情况总结。

阶段小结的内容包括入院日期、小结日期、患者姓名、性别、年龄、主诉、入院情况、入院诊断、诊疗经过、目前情况、目前诊断、诊疗计划、医师签名等。

交（接）班记录、转科记录可代替阶段小结。

（八）抢救记录是指患者病情危重，采取抢救措施时做的记录。内容包括病情变化情况、抢救时间及措施、参加抢救的医务人员姓名及专业技术职务等。记录抢救时间应当具体到分钟。

（九）会诊记录（含会诊意见）是指患者在住院期间需要其他科室或者其他医疗机构协助诊疗时，分别由申请医师和会诊医师书写的记录。内容包括申请会诊记录和会诊意见记录。申请会诊记录应当简要载明患者病情及诊疗情况、申请会诊的理由和目的，申请会诊医师签名等。会诊意见记录应当有会诊意见，会诊医师所在的科别或者医疗机构名称、会诊时间及会诊医师签名等。

（十）术前小结是指在患者手术前，由经治医师对患者病情所做的总结。内容包括简要病情、术前诊断、手术指征、拟施手术名称和方式、拟施麻醉方式、注意事项等。

（十一）术前讨论记录是指因患者病情较重或手术难度较大，手术前在上级医师主持下，对拟实施手术方式和术中可能出现的问题及应对措施所做的讨论。内容包括术前准备情况、手术指征、手术方案、可能出现的意外及防范措施、参加讨论者的姓名、专业技术职务、讨论日期、记录者的签名等。

（十二）麻醉记录是指麻醉医师在麻醉实施中书写的麻醉经过及处理措施的记录。麻醉记录应当另页书写，内容包括患者一般情况、麻醉前用药、术前诊断、术中诊断、麻醉方式、麻醉期间用药及处理、手术起止时间、麻醉医师签名等。

（十三）手术记录是指手术者书写的反映手术一般情况、手术经过、术中发现及处理等情况的特殊记录，应当在术后 24 小时内完成。特殊情况下由第一助手书写时，应有手术者签名。手术记录应当另页书写，内容包括一般项目（患者姓名、性别、科别、病房、床位号、住院病历号或病案号）、手术日期、术前诊断、术中诊断、手术名称、手术者及助手姓名、麻醉方法、手术经过、术中出现的情况及处理等。

（十四）手术护理记录是指巡回护士对手术患者术中护理情况及所用器械、敷料的记录，应当在手术结束后即时完成。手术护理记录应当另页书写，内容包括患者姓名、住院病历号（或病案号）、手术日期、手术名称、术中护理情况、所用各种器械和敷料数量的清点核对、巡回护士和手术器械护士签名等。

（十五）术后首次病程记录是指参加手术的医师在患者术后即时完成的病程记录。内容包括手术时间、术中诊断、麻醉方式、手术方式、手术简要经过、术后处理措施、术后应当特别注意观察的事项等。

第二十四条 手术同意书是指手术前，经治医师向患者告知拟施手术的相关情况，并由患者签署同意手术的医学文书。内容包括术前诊断、手术名称、术中或术后可能出现的并发症、手术风险、患者签名、医师签名等。

第二十五条 特殊检查、特殊治疗同意书是指在实施特殊检查、特殊治疗前，经治医师向患者告知特殊检查、特殊治疗的相关情况，并由患者签署同意检查、治疗的医学文书内容包括特殊检查、特殊治疗项目名称、目的、可能出现的并发症及风险、患者签名、医师签名等。

第二十六条 出院记录是指经治医师对患者此次住院期间诊疗情况的总结，应当在患者出院后 24 小时内完成。内容主要包括入院日期、出院日期、入院情况、入院诊断、诊疗经过、出院诊断、出院情况、出院医嘱、医师签名等。

第二十七条 死亡记录是指经治医师对死亡患者住院期间诊疗和抢救经过的记录，

应当在患者死亡后 24 小时内完成。内容包括入院日期、死亡时间、入院情况、入院诊断、诊疗经过（重点记录病情演变、抢救经过）、死亡原因、死亡诊断等。记录死亡时间应当具体到分钟。

第二十八条 死亡病例讨论记录是指在患者死亡一周内，由科主任或具有副主任医师以上专业技术职务任职资格的医师主持，对死亡病例进行讨论、分析的记录。内容包括讨论日期、主持人及参加人员姓名、专业技术职务、讨论意见等。

第二十九条 医嘱是指医师在医疗活动中下达的医学指令。

医嘱内容及起始、停止时间应当由医师书写。

医嘱内容应当准确、清楚，每项医嘱应当只包含一个内容，并注明下达时间，应当具体到分钟。

医嘱不得涂改。需要取消时，应当使用红色墨水标注"取消"字样并签名。

一般情况下，医师不得下达口头医嘱。因抢救急危患者需要下达口头医嘱时，护士应当复诵一遍。抢救结束后，医师应当即刻据实补记医嘱。

医嘱单分为长期医嘱单和临时医嘱单。

长期医嘱单内容包括患者姓名、科别、住院病历号（或病案号）、页码、起始日期和时间、长期医嘱内容、停止日期和时间、医师签名、执行时间、执行护士签名。临时医嘱单内容包括医嘱时间、临时医嘱内容、医师签名、执行时间、执行护士签名等。

第三十条 辅助检查报告单是指患者住院期间所做各项检验、检查结果的记录。内容包括患者姓名、性别、年龄、住院病历号（或病案号）、检查项目、检查结果、报告日期报告人员签名或者印章等。

第三十一条 体温单为表格式，以护士填写为主。内容包括患者姓名、科室、床号、入院日期、住院病历号（或病案号）、日期、手术后天数、体温、脉搏、呼吸、血压、大便次数、出入液量、体重、住院周数等。

第三十二条 护理记录分为一般患者护理记录和危重患者护理记录。

一般患者护理记录是指护士根据医嘱和病情对一般患者住院期间护理过程的客观记录内容包括患者姓名、科别、住院病历号（或病案号）、床位号、页码、记录日期和时间、病情观察情况、护理措施和效果、护士签名等。

危重患者护理记录是指护士根据医嘱和病情对危重患者住院期间护理过程的客观记录危重患者护理记录应当根据相应专科的护理特点书写。内容包括患者姓名、科别、住院病历号（或病案号）、床位号、页码、记录日期和时间、出入液量、体温、脉搏、呼吸、血压等病情观察、护理措施和效果、护士签名等。记录时间应当具体到分钟。

第四章 其 他

第三十三条 住院病案首页应当按照《卫生部关于修订下发住院病案首页的通知》（卫医发［2001］286 号）的规定书写。

第三十四条 特殊检查、特殊治疗的含义依照 1994 年 8 月 29 日卫生部令第 35 号

《医疗机构管理条例实施细则》第 88 条。

第三十五条 中医病历书写基本规范另行制定。

第三十六条 本规范自 2002 年 9 月 1 日起施行。

医疗事故处理条例

（2002 年 2 月 20 日国务院第 55 次常务会议通过，
2002 年 9 月 1 日起施行）

第一章 总 则

第一条 为了正确处理医疗事故，保护患者和医疗机构及其医务人员的合法权益，维护医疗秩序，保障医疗安全，促进医学科学的发展，制定本条例。

第二条 本条例所称医疗事故，是指医疗机构及其医务人员在医疗活动中，违反医疗卫生管理法律、行政法规、部门规章和诊疗护理规范、常规，过失造成患者人身损害的事故。

第三条 处理医疗事故，应当遵循公开、公平、公正、及时、便民的原则，坚持实事求是的科学态度，做到事实清楚、定性准确、责任明确、处理恰当。

第四条 根据对患者人身造成的损害程度，医疗事故分为四级：

一级医疗事故：造成患者死亡、重度残疾的。

二级医疗事故：造成患者中度残疾、器官组织损伤导致严重功能障碍的。

三级医疗事故：造成患者轻度残疾、器官组织损伤导致一般功能障碍的。

四级医疗事故：造成患者明显人身损害的其他后果的。

具体分级标准由国务院卫生行政部门制定。

第二章 医疗事故的预防与处置

第五条 医疗机构及其医务人员在医疗活动中，必须严格遵守医疗卫生管理法律、行政法规、部门规章和诊疗护理规范、常规，恪守医疗服务职业道德。

第六条 医疗机构应当对其医务人员进行医疗卫生管理法律、行政法规、部门规章和诊疗护理规范、常规的培训和医疗服务职业道德教育。

第七条 医疗机构应当设置医疗服务质量监控部门或者配备专（兼）职人员，具体负责监督本医疗机构的医务人员的医疗服务工作，检查医务人员执业情况，接受患者对医疗服务的投诉，向其提供咨询服务。

第八条 医疗机构应当按照国务院卫生行政部门规定的要求，书写并妥善保管病历资料。

因抢救急危患者，未能及时书写病历的，有关医务人员应当在抢救结束后6小时内据实补记，并加以注明。

第九条　严禁涂改、伪造、隐匿、销毁或者抢夺病历资料。

第十条　患者有权复印或者复制其门诊病历、住院志、体温单、医嘱单、化验单（检验报告）、医学影像检查资料、特殊检查同意书、手术同意书、手术及麻醉记录单、病理资料、护理记录以及国务院卫生行政部门规定的其他病历资料。

患者依照前款规定要求复印或者复制病历资料的，医疗机构应当提供复印或者复制服务并在复印或者复制的病历资料上加盖证明印记。复印或者复制病历资料时，应当有患者在场。

医疗机构应患者的要求，为其复印或者复制病历资料，可以按照规定收取工本费。具体收费标准由省、自治区、直辖市人民政府价格主管部门会同同级卫生行政部门规定。

第十一条　在医疗活动中，医疗机构及其医务人员应当将患者的病情、医疗措施、医疗风险等如实告知患者，及时解答其咨询；但是，应当避免对患者产生不利后果。

第十二条　医疗机构应当制定防范、处理医疗事故的预案，预防医疗事故的发生，减轻医疗事故的损害。

第十三条　医务人员在医疗活动中发生或者发现医疗事故、可能引起医疗事故的医疗过失行为或者发生医疗事故争议的，应当立即向所在科室负责人报告，科室负责人应当及时向本医疗机构负责医疗服务质量监控的部门或者专（兼）职人员报告；负责医疗服务质量监控的部门或者专（兼）职人员接到报告后，应当立即进行调查、核实，将有关情况如实向本医疗机构的负责人报告，并向患者通报、解释。

第十四条　发生医疗事故的，医疗机构应当按照规定向所在地卫生行政部门报告。

发生下列重大医疗过失行为的，医疗机构应当在12小时内向所在地卫生行政部门报告：

（一）导致患者死亡或者可能为二级以上的医疗事故。

（二）导致3人以上人身损害后果。

（三）国务院卫生行政部门和省、自治区、直辖市人民政府卫生行政部门规定的其他情形。

第十五条　发生或者发现医疗过失行为，医疗机构及其医务人员应当立即采取有效措施，避免或者减轻对患者身体健康的损害，防止损害扩大。

第十六条　发生医疗事故争议时，死亡病例讨论记录、疑难病例讨论记录、上级医师查房记录、会诊意见、病程记录应当在医患双方在场的情况下封存和启封。封存的病历资料可以是复印件，由医疗机构保管。

第十七条　疑似输液、输血、注射、药物等引起不良后果的，医患双方应当共同对现场实物进行封存和启封，封存的现场实物由医疗机构保管；需要检验的，应当由双方共同指定的、依法具有检验资格的检验机构进行检验；双方无法共同指定时，由卫生行政部门指定。

疑似输血引起不良后果，需要对血液进行封存保留的，医疗机构应当通知提供该血液的采供血机构派员到场。

第十八条　患者死亡，医患双方当事人不能确定死因或者对死因有异议的，应当在患者死亡后48小时内进行尸检；具备尸体冻存条件的，可以延长至7日。尸检应当经死者近亲属同意并签字。

尸检应当由按照国家有关规定取得相应资格的机构和病理解剖专业技术人员进行。承担尸检任务的机构和病理解剖专业技术人员有进行尸检的义务。

医疗事故争议双方当事人可以请法医病理学人员参加尸检，也可以委派代表观察尸检过程。拒绝或者拖延尸检，超过规定时间，影响对死因判定的，由拒绝或者拖延的一方承担责任。

第十九条　患者在医疗机构内死亡的，尸体应当立即移放太平间。死者尸体存放时间一般不得超过2周。逾期不处理的尸体，经医疗机构所在地卫生行政部门批准，并报经同级公安部门备案后，由医疗机构按照规定进行处理。

第三章　医疗事故的技术鉴定

第二十条　卫生行政部门接到医疗机构关于重大医疗过失行为的报告或者医疗事故争议当事人要求处理医疗事故争议的申请后，对需要进行医疗事故技术鉴定的，应当交由负责医疗事故技术鉴定工作的医学会组织鉴定；医患双方协商解决医疗事故争议，需要进行医疗事故技术鉴定的，由双方当事人共同委托负责医疗事故技术鉴定工作的医学会组织鉴定。

第二十一条　设区的市级地方医学会和省、自治区、直辖市直接管辖的县（市）地方医学会负责组织首次医疗事故技术鉴定工作。省、自治区、直辖市地方医学会负责组织再次鉴定工作。

必要时，中华医学会可以组织疑难、复杂并在全国有重大影响的医疗事故争议的技术鉴定工作。

第二十二条　当事人对首次医疗事故技术鉴定结论不服的，可以自收到首次鉴定结论之日起15日内向医疗机构所在地卫生行政部门提出再次鉴定的申请。

第二十三条　负责组织医疗事故技术鉴定工作的医学会应当建立专家库。

专家库由具备下列条件的医疗卫生专业技术人员组成：

（一）有良好的业务素质和执业品德。

（二）受聘于医疗卫生机构或者医学教学、科研机构并担任相应专业高级技术职务3年以上。

符合前款第（一）项规定条件并具备高级技术任职资格的法医可以受聘进入专家库。

负责组织医疗事故技术鉴定工作的医学会依照本条例规定聘请医疗卫生专业技术人员和法医进入专家库，可以不受行政区域的限制。

第二十四条　医疗事故技术鉴定，由负责组织医疗事故技术鉴定工作的医学会组织专家鉴定组进行。

参加医疗事故技术鉴定的相关专业的专家，由医患双方在医学会主持下从专家库中随机抽取。在特殊情况下，医学会根据医疗事故技术鉴定工作的需要，可以组织医患双方在其他医学会建立的专家库中随机抽取相关专业的专家参加鉴定或者函件咨询。

符合本条例第二十三条规定条件的医疗卫生专业技术人员和法医有义务受聘进入专家库，并承担医疗事故技术鉴定工作。

第二十五条　专家鉴定组进行医疗事故技术鉴定，实行合议制。专家鉴定组人数为单数，涉及的主要学科的专家一般不得少于鉴定组成员的二分之一；涉及死因、伤残等级鉴定的，并应当从专家库中随机抽取法医参加专家鉴定组。

第二十六条　专家鉴定组成员有下列情形之一的，应当回避，当事人也可以以口头或者书面的方式申请其回避：

（一）是医疗事故争议当事人或者当事人的近亲属的。

（二）与医疗事故争议有利害关系的。

（三）与医疗事故争议当事人有其他关系，可能影响公正鉴定的。

第二十七条　专家鉴定组依照医疗卫生管理法律、行政法规、部门规章和诊疗护理规范、常规，运用医学科学原理和专业知识，独立进行医疗事故技术鉴定，对医疗事故进行鉴别和判定，为处理医疗事故争议提供医学依据。

任何单位或者个人不得干扰医疗事故技术鉴定工作，不得威胁、利诱、辱骂、殴打专家鉴定组成员。

专家鉴定组成员不得接受双方当事人的财物或者其他利益。

第二十八条　负责组织医疗事故技术鉴定工作的医学会应当自受理医疗事故技术鉴定之日起5日内通知医疗事故争议双方当事人提交进行医疗事故技术鉴定所需的材料。

当事人应当自收到医学会的通知之日起10日内提交有关医疗事故技术鉴定的材料、书面陈述及答辩。医疗机构提交的有关医疗事故技术鉴定的材料应当包括下列内容：

（一）住院患者的病程记录、死亡病例讨论记录、疑难病例讨论记录、会诊意见、上级医师查房记录等病历资料原件。

（二）住院患者的住院志、体温单、医嘱单、化验单（检验报告）、医学影像检查资料、特殊检查同意书、手术同意书、手术及麻醉记录单、病理资料、护理记录等病历资料原件。

（三）抢救急危患者，在规定时间内补记的病历资料原件。

（四）封存保留的输液、注射用物品和血液、药物等实物，或者依法具有检验资格的检验机构对这些物品、实物做出的检验报告。

（五）与医疗事故技术鉴定有关的其他材料。

在医疗机构建有病历档案的门诊、急诊患者，其病历资料由医疗机构提供；没有在医疗机构建立病历档案的，由患者提供。

医患双方应当依照本条例的规定提交相关材料。医疗机构无正当理由未依照本条例的规定如实提供相关材料，导致医疗事故技术鉴定不能进行的，应当承担责任。

第二十九条　负责组织医疗事故技术鉴定工作的医学会应当自接到当事人提交的有关医疗事故技术鉴定的材料、书面陈述及答辩之日起 45 日内组织鉴定并出具医疗事故技术鉴定书。

负责组织医疗事故技术鉴定工作的医学会可以向双方当事人调查取证。

第三十条　专家鉴定组应当认真审查双方当事人提交的材料，听取双方当事人的陈述及答辩并进行核实。

双方当事人应当按照本条例的规定如实提交进行医疗事故技术鉴定所需要的材料，并积极配合调查。当事人任何一方不予配合，影响医疗事故技术鉴定的，由不予配合的一方承担责任。

第三十一条　专家鉴定组应当在事实清楚、证据确凿的基础上，综合分析患者的病情和个体差异，做出鉴定结论，并制作医疗事故技术鉴定书。鉴定结论以专家鉴定组成员的过半数通过。鉴定过程应当如实记载。

医疗事故技术鉴定书应当包括下列主要内容：

（一）双方当事人的基本情况及要求。

（二）当事人提交的材料和负责组织医疗事故技术鉴定工作的医学会的调查材料。

（三）对鉴定过程的说明。

（四）医疗行为是否违反医疗卫生管理法律、行政法规、部门规章和诊疗护理规范、常规。

（五）医疗过失行为与人身损害后果之间是否存在因果关系。

（六）医疗过失行为在医疗事故损害后果中的责任程度。

（七）医疗事故等级。

（八）对医疗事故患者的医疗护理医学建议。

第三十二条　医疗事故技术鉴定办法由国务院卫生行政部门制定。

第三十三条　有下列情形之一的，不属于医疗事故：

（一）在紧急情况下为抢救垂危患者生命而采取紧急医学措施造成不良后果的。

（二）在医疗活动中由于患者病情异常或者患者体质特殊而发生医疗意外的。

（三）在现有医学科学技术条件下，发生无法预料或者不能防范的不良后果的。

（四）无过错输血感染造成不良后果的。

（五）因患方原因延误诊疗导致不良后果的。

（六）因不可抗力造成不良后果的。

第三十四条　医疗事故技术鉴定，可以收取鉴定费用。经鉴定，属于医疗事故的，鉴定费用由医疗机构支付；不属于医疗事故的，鉴定费用由提出医疗事故处理申请的一方支付。鉴定费用标准由省、自治区、直辖市人民政府价格主管部门会同同级财政部门、卫生行政部门规定。

第四章　医疗事故的行政处理与监督

第三十五条　卫生行政部门应当依照本条例和有关法律、行政法规、部门规章的规定，对发生医疗事故的医疗机构和医务人员做出行政处理。

第三十六条　卫生行政部门接到医疗机构关于重大医疗过失行为的报告后，除责令医疗机构及时采取必要的医疗救治措施，防止损害后果扩大外，应当组织调查，判定是否属于医疗事故；对不能判定是否属于医疗事故的，应当依照本条例的有关规定交由负责医疗事故技术鉴定工作的医学会组织鉴定。

第三十七条　发生医疗事故争议，当事人申请卫生行政部门处理的，应当提出书面申请。申请书应当载明申请人的基本情况、有关事实、具体请求及理由等。

当事人自知道或者应当知道其身体健康受到损害之日起1年内，可以向卫生行政部门提出医疗事故争议处理申请。

第三十八条　发生医疗事故争议，当事人申请卫生行政部门处理的，由医疗机构所在地的县级人民政府卫生行政部门受理。医疗机构所在地是直辖市的，由医疗机构所在地的区、县人民政府卫生行政部门受理。

有下列情形之一的，县级人民政府卫生行政部门应当自接到医疗机构的报告或者当事人提出医疗事故争议处理申请之日起7日内移送上一级人民政府卫生行政部门处理：

（一）患者死亡。

（二）可能为二级以上的医疗事故。

（三）国务院卫生行政部门和省、自治区、直辖市人民政府卫生行政部门规定的其他情形。

第三十九条　卫生行政部门应当自收到医疗事故争议处理申请之日起10日内进行审查，做出是否受理的决定。对符合本条例规定，予以受理，需要进行医疗事故技术鉴定的，应当自做出受理决定之日起5日内将有关材料交由负责医疗事故技术鉴定工作的医学会组织鉴定并书面通知申请人；对不符合本条例规定，不予受理的，应当书面通知申请人并说明理由。

当事人对首次医疗事故技术鉴定结论有异议，申请再次鉴定的，卫生行政部门应当自收到申请之日起7日内交由省、自治区、直辖市地方医学会组织再次鉴定。

第四十条　当事人既向卫生行政部门提出医疗事故争议处理申请，又向人民法院提起诉讼的，卫生行政部门不予受理；卫生行政部门已经受理的，应当终止处理。

第四十一条　卫生行政部门收到负责组织医疗事故技术鉴定工作的医学会出具的医疗事故技术鉴定书后，应当对参加鉴定的人员资格和专业类别、鉴定程序进行审核；必要时，可以组织调查，听取医疗事故争议双方当事人的意见。

第四十二条　卫生行政部门经审核，对符合本条例规定做出的医疗事故技术鉴定结论，应当作为对发生医疗事故的医疗机构和医务人员做出行政处理以及进行医疗事故赔偿调解的依据；经审核，发现医疗事故技术鉴定不符合本条例规定的，应当要求重新鉴定。

第四十三条 医疗事故争议由双方当事人自行协商解决的，医疗机构应当自协商解决之日起 7 日内向所在地卫生行政部门做出书面报告，并附具协议书。

第四十四条 医疗事故争议经人民法院调解或者判决解决的，医疗机构应当自收到生效的人民法院的调解书或者判决书之日起 7 日内向所在地卫生行政部门做出书面报告，并附具调解书或者判决书。

第四十五条 县级以上地方人民政府卫生行政部门应当按照规定逐级将当地发生的医疗事故以及依法对发生医疗事故的医疗机构和医务人员做出行政处理的情况，上报国务院卫生行政部门。

第五章 医疗事故的赔偿

第四十六条 发生医疗事故的赔偿等民事责任争议，医患双方可以协商解决；不愿意协商或者协商不成的，当事人可以向卫生行政部门提出调解申请，也可以直接向人民法院提起民事诉讼。

第四十七条 双方当事人协商解决医疗事故的赔偿等民事责任争议的，应当制作协议书。协议书应当载明双方当事人的基本情况和医疗事故的原因、双方当事人共同认定的医疗事故等级以及协商确定的赔偿数额等，并由双方当事人在协议书上签名。

第四十八条 已确定为医疗事故的，卫生行政部门应医疗事故争议双方当事人请求，可以进行医疗事故赔偿调解。调解时，应当遵循当事人双方自愿原则，并应当依据本条例的规定计算赔偿数额。

经调解，双方当事人就赔偿数额达成协议的，制作调解书，双方当事人应当履行；调解不成或者经调解达成协议后一方反悔的，卫生行政部门不再调解。

第四十九条 医疗事故赔偿，应当考虑下列因素，确定具体赔偿数额：

（一）医疗事故等级。

（二）医疗过失行为在医疗事故损害后果中的责任程度。

（三）医疗事故损害后果与患者原有疾病状况之间的关系。

不属于医疗事故的，医疗机构不承担赔偿责任。

第五十条 医疗事故赔偿，按照下列项目和标准计算：

（一）医疗费：按照医疗事故对患者造成的人身损害进行治疗所发生的医疗费用计算，凭据支付，但不包括原发病医疗费用。结案后确实需要继续治疗的，按照基本医疗费用支付。

（二）误工费：患者有固定收入的，按照本人因误工减少的固定收入计算，对收入高于医疗事故发生地上一年度职工年平均工资 3 倍以上的，按照 3 倍计算；无固定收入的，按照医疗事故发生地上一年度职工年平均工资计算。

（三）住院伙食补助费：按照医疗事故发生地国家机关一般工作人员的出差伙食补助标准计算。

（四）陪护费：患者住院期间需要专人陪护的，按照医疗事故发生地上一年度职工年平均工资计算。

（五）残疾生活补助费：根据伤残等级，按照医疗事故发生地居民年平均生活费计算，自定残之月起最长赔偿 30 年；但是，60 周岁以上的，不超过 15 年；70 周岁以上的，不超过 5 年。

（六）残疾用具费：因残疾需要配置补偿功能器具的，凭医疗机构证明，按照普及型器具的费用计算。

（七）丧葬费：按照医疗事故发生地规定的丧葬费补助标准计算。

（八）被扶养人生活费：以死者生前或者残疾者丧失劳动能力前实际扶养且没有劳动能力的人为限，按照其户籍所在地或者居所地居民最低生活保障标准计算。对不满 16 周岁的，扶养到 16 周岁。对年满 16 周岁但无劳动能力的，扶养 20 年；但是，60 周岁以上的，不超过 15 年；70 周岁以上的，不超过 5 年。

（九）交通费：按照患者实际必需的交通费用计算，凭据支付。

（十）住宿费：按照医疗事故发生地国家机关一般工作人员的出差住宿补助标准计算，凭据支付。

（十一）精神损害抚慰金：按照医疗事故发生地居民年平均生活费计算。造成患者死亡的，赔偿年限最长不超过 6 年；造成患者残疾的，赔偿年限最长不超过 3 年。

第五十一条　参加医疗事故处理的患者近亲属所需交通费、误工费、住宿费，参照本条例第五十条的有关规定计算，计算费用的人数不超过 2 人。

医疗事故造成患者死亡的，参加丧葬活动的患者的配偶和直系亲属所需交通费、误工费、住宿费，参照本条例第五十条的有关规定计算，计算费用的人数不超过 2 人。

第五十二条　医疗事故赔偿费用，实行一次性结算，由承担医疗事故责任的医疗机构支付。

第六章　罚　则

第五十三条　卫生行政部门的工作人员在处理医疗事故过程中违反本条例的规定，利用职务上的便利收受他人财物或者其他利益，滥用职权，玩忽职守，或者发现违法行为不予查处，造成严重后果的，依照刑法关于受贿罪、滥用职权罪、玩忽职守罪或者其他有关罪的规定，依法追究刑事责任；尚不够刑事处罚的，依法给予降级或者撤职的行政处分。

第五十四条　卫生行政部门违反本条例的规定，有下列情形之一的，由上级卫生行政部门给予警告并责令限期改正；情节严重的，对负有责任的主管人员和其他直接责任人员依法给予行政处分：

（一）接到医疗机构关于重大医疗过失行为的报告后，未及时组织调查的。

（二）接到医疗事故争议处理申请后，未在规定时间内审查或者移送上一级人民政府卫生行政部门处理的。

（三）未将应当进行医疗事故技术鉴定的重大医疗过失行为或者医疗事故争议移交医学会组织鉴定的。

（四）未按照规定逐级将当地发生的医疗事故以及依法对发生医疗事故的医疗机构和医务人员的行政处理情况上报的。

（五）未依照本条例规定审核医疗事故技术鉴定书的。

第五十五条 医疗机构发生医疗事故的，由卫生行政部门根据医疗事故等级和情节，给予警告；情节严重的，责令限期停业整顿直至由原发证部门吊销执业许可证，对负有责任的医务人员依照刑法关于医疗事故罪的规定，依法追究刑事责任；尚不够刑事处罚的，依法给予行政处分或者纪律处分。

对发生医疗事故的有关医务人员，除依照前款处罚外，卫生行政部门并可以责令暂停6个月以上1年以下执业活动；情节严重的，吊销其执业证书。

第五十六条 医疗机构违反本条例的规定，有下列情形之一的，由卫生行政部门责令改正；情节严重的，对负有责任的主管人员和其他直接责任人员依法给予行政处分或者纪律处分：

（一）未如实告知患者病情、医疗措施和医疗风险的。

（二）没有正当理由，拒绝为患者提供复印或者复制病历资料服务的。

（三）未按照国务院卫生行政部门规定的要求书写和妥善保管病历资料的。

（四）未在规定时间内补记抢救工作病历内容的。

（五）未按照本条例的规定封存、保管和启封病历资料和实物的。

（六）未设置医疗服务质量监控部门或者配备专（兼）职人员的。

（七）未制订有关医疗事故防范和处理预案的。

（八）未在规定时间内向卫生行政部门报告重大医疗过失行为的。

（九）未按照本条例的规定向卫生行政部门报告医疗事故的。

（十）未按照规定进行尸检和保存、处理尸体的。

第五十七条 参加医疗事故技术鉴定工作的人员违反本条例的规定，接受申请鉴定双方或者一方当事人的财物或者其他利益，出具虚假医疗事故技术鉴定书，造成严重后果的，依照刑法关于受贿罪的规定，依法追究刑事责任；尚不够刑事处罚的，由原发证部门吊销其执业证书或者资格证书。

第五十八条 医疗机构或者其他有关机构违反本条例的规定，有下列情形之一的，由卫生行政部门责令改正，给予警告；对负有责任的主管人员和其他直接责任人员依法给予行政处分或者纪律处分；情节严重的，由原发证部门吊销其执业证书或者资格证书：

（一）承担尸检任务的机构没有正当理由，拒绝进行尸检的。

（二）涂改、伪造、隐匿、销毁病历资料的。

第五十九条 以医疗事故为由，寻衅滋事、抢夺病历资料，扰乱医疗机构正常医疗秩序和医疗事故技术鉴定工作，依照刑法关于扰乱社会秩序罪的规定，依法追究刑事责任；尚不够刑事处罚的，依法给予治安管理处罚。

第七章　附　则

第六十条　本条例所称医疗机构，是指依照《医疗机构管理条例》的规定取得《医疗机构执业许可证》的机构。

县级以上城市从事计划生育技术服务的机构依照《计划生育技术服务管理条例》的规定开展与计划生育有关的临床医疗服务，发生的计划生育技术服务事故，依照本条例的有关规定处理；但是，其中不属于医疗机构的县级以上城市从事计划生育技术服务的机构发生的计划生育技术服务事故，由计划生育行政部门行使依照本条例有关规定由卫生行政部门承担的受理、交由负责医疗事故技术鉴定工作的医学会组织鉴定和赔偿调解的职能；对发生计划生育技术服务事故的该机构及其有关责任人员，依法进行处理。

第六十一条　非法行医，造成患者人身损害，不属于医疗事故，触犯刑律的，依法追究刑事责任；有关赔偿，由受害人直接向人民法院提起诉讼。

第六十二条　军队医疗机构的医疗事故处理办法，由中国人民解放军卫生主管部门会同国务院卫生行政部门依据本条例制定。

第六十三条　本条例自 2002 年 9 月 1 日起施行。1987 年 6 月 29 日国务院发布的《医疗事故处理办法》同时废止。本条例施行前已经处理结案的医疗事故争议，不再重新处理。

附录一：相关法律法规目录

医疗事故技术鉴定暂行办法
    （2002 年 7 月 31 日）
医疗事故分级标准（试行）
    （2002 年 7 月 31 日）
医疗事故争议中尸械检机构及专业技术人员资格认定办法
    （2002 年 8 月 2 日）
医疗事故技术鉴定专家库学科专业组名录（试行）
    （2002 年 8 月 2 日）
医疗机构病历管理规定
    （2002 年 8 月 2 日）
重大医疗过失行为和医疗事故报告制度的规定
    （2002 年 8 月 16 日）
最高人民法院关于民事诉讼证据的若干规定
    （1994 年 2 月 26 日）
医疗机构管理条例实施细则
    （1994 年 8 月 29 日）
关于下发《医疗机构诊疗科目名录》的通知
    （1994 年 9 月 5 日）
中华人民共和国护士管理办法
    （1993 年 3 月 26 日）

附录二：卫生部相关批复

《卫生部关于医疗事故技术鉴定中胎儿
死亡事件如何认定的批复》

（2000 年 12 月 19 日卫医发 ［2000］ 455 号）

湖北省卫生厅：

你厅《关于医疗事故技术鉴定中胎儿死亡事件如何认定的请示》收悉。经研究，现答复如下：

根据我国有关法律规定，胎儿不是一般的民事主体。有关胎儿死亡的医疗事故技术鉴定，被鉴定的主体是孕产妇。

因医疗过失造成胎儿在分娩过程中死亡，经鉴定属于医疗事故的，可按二或三级医疗事故定级。此复。

图书在版编目(CIP)数据

医疗事故防范原则与实例解析/徐和平,谢飞主编.
昆明:云南大学出版社,2008.1
ISBN 978 - 7 - 81112 - 492 - 7

Ⅰ.医… Ⅱ.①徐…②谢… Ⅲ.医疗事故—预防
—中国 Ⅳ.D922.165

中国版本图书馆 CIP 数据核字(2008)第 007167 号

医疗事故防范原则与实例解析

徐和平 谢 飞 主编

策划编辑:伍 奇
责任编辑:李兴和 刘 焰
封面设计:薛 峥
出版发行:云南大学出版社
印 装:昆明理工大学印刷印务包装有限公司
开 本:787mm×1092mm 1/16
印 张:11
字 数:251 千
版 次:2008 年 1 月第 1 版
印 次:2008 年 1 月第 1 次印刷
书 号:ISBN 978 - 7 - 81112 - 492 - 7
定 价:40.00 元

社 址:云南省昆明市翠湖北路 2 号
云南大学英华园内(邮编:650091)
发行电话:0871 - 5033244 5031071
网 址:http://www.ynup.com
E - mail:market @ ynup.com